A

Mademoiselle ADRIENNE NEYRAT

Fondatrice et Directrice
de

l'Ami des Bêtes

Supériorité

des

Animaux sur l'Homme

Supériorité

des

Animaux

sur

l'Homme

PAR

le Docteur Ph. MARÉCHAL

de la Faculté de Paris

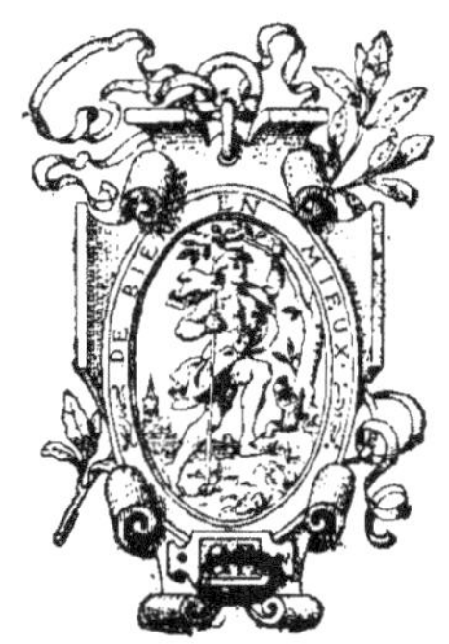

PARIS

LIBRAIRIE FISCHBACHER

33, rue de Seine, 33

—

1900

SUPÉRIORITÉ

DES

ANIMAUX sur L'HOMME

INTRODUCTION

Un jour, dans une de ces réunions publiques tumultueuses qui sont passées dans nos mœurs, un socialiste, appartenant à la bourgeoisie, voulant étayer un fait en disant : « C'est de l'histoire ! » reçut cette virulente apostrophe d'un socialiste ouvrier : « Ça ! de l'histoire, l'histoire des bourgeois, écrite par des bourgeois, pour des bourgeois ! »

Comme cette réflexion serait judicieuse si, un peu modifiée, elle était lancée par les animaux contre les hommes qui écrivent leur histoire, en hommes et pour les hommes, considérant toujours comme sans conteste que l'homme est au sommet de la création, bien au-dessus de toutes les espèces animales !

Je crois qu'il est temps de renoncer à cette vanité puérile. Déjà nous sommes forcés de partager avec les grands singes cette qualité de bimane qui nous semblait distinctive de notre race. Nous nous plaçons les premiers sur l'échelle des êtres créés ; pour ne pas être forcés de descendre un à un les échelons, recourbons cette échelle orgueilleuse en un cercle, où toutes les espèces se touchent, enchaînées par des caractères communs, sans qu'il soit parmi elles ni premières, ni dernières. Alors, sans parti pris, si nous voulons établir un parallèle entre les animaux et l'homme, nous verrons que celui-ci a été formé, est resté et restera sans doute la bête la moins bien partagée du globe terrestre.

Paradoxe, dira-t-on ; ne voit-on pas l'homme, grâce aux moyens de destruction qu'il a inventés, détruire une à une toutes les espèces animales, soit que celles-ci lui soient utiles, soit qu'elles lui soient nuisibles ? — Oh ! le bel argument ! De ce que l'homme est le bandit de la terre, l'assassin des autres animaux, doit-on conclure à sa supériorité ? Rien n'est simple comme le meurtre et la destruction ; ne sait-on pas que dans l'espèce humaine elle-même, les civilisations les plus avancées se sont évaporées sans laisser de trace, sous les pas d'une poignée de barbares ?

« L'orgueil, qui est un des traits caractéristiques de notre nature, écrit à ce propos Broca, l'anthropologiste, a prévalu dans beaucoup d'esprits sur le témoignage tranquille de la raison. Comme ces empereurs romains qui, enivrés de leur toute-puissance, finissaient par renier leur qualité d'homme et par se croire des demi-dieux, le roi de notre planète se plaît à imaginer que le vil animal soumis à ses caprices ne saurait rien avoir de commun avec sa propre nature... Il veut qu'un abîme immense, insondable le sépare de ses sujets et, parfois, tournant le dos à la terre, il va réfugier sa majesté menacée dans la sphère lumineuse du *règne humain*. Mais l'anatomie, semblable à cet esclave qui suivait le char du triomphateur en répétant : *Memento te homo es*, l'anatomie vient le troubler dans cette naïve admiration de soi-même et lui rappelle que la réalité visible et tangible le rattache à l'animalité. »

L'espèce humaine n'a pas renoncé pour si peu, quelques révélations anatomiques, à la royauté qu'elle a indûment usurpée dans la république terrestre ; son orgueil se rattrape en affirmant pour elle-même et pour elle seule, parmi les espèces animales, la possession d'une perfectibilité pour ainsi dire indéfinie ; l'homme est un animal, soit, mais un animal éminemment, indéfiniment perfectible, et la bête humaine s'enivre encore de l'orgueil, étant partie de si bas, d'être arrivée, croit-elle, si haut.

Par malheur, cette perfectibilité n'est pas exclusive à l'homme ; de plus, elle est renfermée dans des limites assez étroites par le témoignage des savants et l'évidence même des faits.

La paléontologie est venue démontrer l'existence et la persistance de la perfectibilité chez l'animal : les échinodermes actuels sont fortement en progrès, comme variation et perfection des formes, sur les échinodermes des terrains primitifs; les oursins ont mis plus d'ordre et de régularité dans la disposition de leurs zones ambulacraires. Les céphalopodes ont renoncé à certains de leurs types anciens, non par nécessité et impossibilité de vivre pour les types disparus, puisqu'on voit persister certaines formes de céphalopodes des époques primaires comme les nautiles, mais par choix. Les polypes ont, pour des raisons ignorées de nous, modifié le système de numération employé pour la construction des polypiers; les polypes des terrains cambriens et siluriens bâtissaient suivant le système tétragonal, c'est le système hexagonal qui est aujourd'hui exclusivement employé par les polypes actuels.

L'observation la plus simple suffit pour démontrer la perfectibilité des animaux. Les rats musqués, si remarquables par l'habileté qu'ils déploient dans la guerre offensive, dit Bory de Saint-Vincent (*Instinct et Mœurs des animaux*), n'ont acquis cette discipline et cette habileté qui les maintiennent sur la Passaik et l'Acainsacke, à quatre lieues de New-York, que dans les pays envahis par l'homme. Au désert, ils n'ont pas ces secours réciproques, et, si on les attaque, la fuite individuelle est presque leur seule ressource. Les castors n'ont pas toujours et partout construit des digues, fait des ponts, bâti des charpentes de maison; ceux qu'on trouve en France n'ont pas cette industrie. Les castors lapons et russes se bornent à creuser deux terriers, l'un au-dessus de l'autre, au-dessous du niveau de l'eau et à établir entre eux une galerie. Il a fallu à ceux de l'Amérique une profonde paix, pendant des siècles, pour que leurs sciences et leurs arts se soient perfectionnés et qu'ils aient établi parmi eux une magistrature et une police.

Chez l'homme, la perfectibilité est en réalité très faible, et cet animal si vanté est remarquable par un lent développement social, comme espèce, et, comme individu, par une facile dégénérescence, des perversions et des retours en arrière déconcertants et souvent inattendus.

L'antiquité de la race humaine est devenue incontestable. On ne sait pas encore d'une façon définitive si l'homme date déjà de l'âge tertiaire, quoique les silex taillés trouvés dans le miocène supérieur en divers points semblent l'établir, mais sa présence dans le quaternaire est au moins démontrée. Le célèbre crâne de Canstadt, déterré en 1700, dans du tuf calcaire où il était mêlé à des os de mammouth, est de l'époque chelléenne; les trouvailles de ce genre se multiplièrent bientôt. En 1841, Boucher de Perthes trouva dans la vallée de la Somme les preuves certaines de l'existence de l'homme fossile de l'époque quaternaire. De temps en temps, on ramène encore du fond des cavernes quelques restes de squelettes humains. Le crâne découvert dans la vallée de l'Olmo, en Toscane, est d'une ancienneté si considérable, que certains anthropologistes l'ont cru contemporain de l'époque pliocène, tandis que d'autres l'ont dit être seulement de l'époque moustérienne.

Sans doute, le dernier mot n'est pas dit sur la question, mais dès à présent on peut affirmer que l'homme est bien plus vieux que son histoire, et que depuis des milliers et des milliers d'années sa race existe sur le globe. On a même approximativement émis quelques dates qui varient malheureusement suivant les auteurs.

Le terrain quaternaire est supposé avoir occupé dans le temps un espace de 211 000 années, ainsi divisées :

Terrain chelléen	78.000 ans.	
— moustérien	100.000	—
— magdelénien	33.000	—
Total	211.000 ans.	

Ajoutons à cette période géologique, soit les 6000 ans historiques, soit, plus exactement, les 10 000 ans de civilisation égyptienne dont les monuments nous ont révélé la durée, et nous arrivons au total réel de 220 à 230 000 années pour l'espèce humaine quaternaire.

Ces chiffres nous sont donnés par M. de Mortillet et les anthropologistes français; mais, quelque imposants qu'ils soient, les hypothèses fournies par la géologie semblent nous promettre une antiquité plus grande encore.

M. Resal, membre de l'Institut, professeur à l'École des mines, en établissant un parallèle entre les plantes dont on retrouve les traces dans les schistes houillers et certaines plantes qui croissent dans la zone torride, a été conduit à admettre que les premières avaient dû croître dans un milieu dont la température était de 35 degrés. La température de la terre se serait abaissée de 20 degrés; et, calculant le temps nécessaire à ce refroidissement, le savant professeur arrive à conclure, par une série de calculs, qu'il se serait écoulé plus de quatre cents millions de *siècles* depuis la période houillère jusqu'à nos jours.

Au Congrès de zoologie de Cambridge, en 1898, E. Hæckel, en opposition avec Virchow, annonce l'apparition de l'homme dès le terrain tertiaire, apparition qui avait été discutée au Congrès de Paris, en 1867, d'après la communication de l'abbé Bourgeois.

Ce terrain tertiaire représenterait une des plus courtes périodes géologiques; elle n'aurait duré que quatre-vingt-treize millions d'années; l'homme, ou des types analogues à l'homme, serait retrouvé dès le miocène, ou tertiaire moyen, et l'homme de nos jours, l'homme appelé loquace, par opposition à l'homme muet, sur la mâchoire duquel apparaissent à l'état rudimentaire seulement les apophyses destinées à l'insertion des muscles servant à l'articulation du langage, se montrerait dans le pléistocène, ou pliocène supérieur. Cet homme

loquace du pléistocène se voit encore, identique à lui-même, de nos jours, dans le nègre
d'Australasie (Océanie).

Les progrès accomplis aux points de vue
physique et intellectuel par l'humanité pendant
cette longue période, sont en vérité de peu
d'importance. Les différences entre l'homme
fossile et l'homme moderne sont faibles, si, par
homme moderne, on entend l'homme primitif
qui peuple encore, de nos jours, une partie de
l'Afrique, de l'Océanie, de l'Amérique et même
de l'Europe et de l'Asie. Dans les races supérieures même, rarement, mais non exception-
nellement, le type de l'homme préhistorique :
front bas et fuyant, projection en arrière de la
région occipitale, proéminence des arcades
sourcilières, etc., se retrouve encore.

D'autre part, certaines races humaines qui
ont disparu, ou qui, peut-être, sont les ancêtres
directs des races qui sont arrivées les premières
à la civilisation, présentent des caractères qui
pourraient les faire considérer comme supérieures, à nous, civilisés, si le volume du crâne et
la hauteur de la taille sont regardés comme des
conditions *sine qua non* de tout développement
intellectuel.

En 1868, dans l'abri de Cro-Magnon, près du
village des Eyzies (vallée de la Vézère), on
exhuma les restes de cinq cadavres, dont le
crâne présentait tous les caractères des races
les plus civilisées.

Cette race des Eyzies, contemporaine des

mammouths, était très grande, 1^m,85 au moins, et la capacité cranienne de la femme dont le squelette a été trouvé dans l'abri de Cro-Magnon est supérieure à la capacité cranienne moyenne de l'homme de nos jours ; cette femme n'avait que 1^m,66 de hauteur, taille qui n'est pas plus haute que la taille actuelle; dolichocéphale, la race de Cro-Magnon est en général brachy-céphale, elle semblait cependant comme indi-vidu, il n'est pas ici question de sexe, de type inférieur à ses compagnons sous tous les rapports.

Cette race de Cro-Magnon, en outre du volume considérable de sa masse encéphalique, avait sur l'homme moderne l'avantage de présenter tous les signes évidents d'une grande force musculaire : face large, mâchoire puissante, membres inférieurs vigoureux, etc. Tout bien considéré, nous serions, en comparaison de cette race de Cro-Magnon, plutôt en état de dégénérescence qu'en état de progrès.

Les cas de dégénérescence ou de perversion sont communs de nos jours. Ne voit-on pas, par exemple, la capacité cranienne de la femme pari-sienne décroître d'une façon inquiétante, des-cendre, non seulement bien au-dessous de celle de la Parisienne ancienne et de la Gallo-Romaine, mais au-dessous même de la capacité cranienne de la femme de l'âge de la pierre polie ?

La communication récente, à l'Académie de médecine, par le docteur Laborde, sur le crâne de l'assassin Vacher, tend à nous présenter ce crâne de vulgaire et répugnant meurtrier comme un cerveau de rang supérieur.

Le volume du cerveau des nègres nés en esclavage, aux États-Unis, est inférieur à celui des nègres nés en Afrique.

Si, des considérations purement physiques, nous passons aux points de vue intellectuel et social, la perfectibilité de l'homme devient encore plus douteuse. L'espèce humaine est restée dans son état primitif dans un grand nombre de régions. Nous empruntons les citations suivantes à différents auteurs, particulièrement à Vianna de Lima : *l'Homme selon le transformisme*.

Parmi les peuplades ou tribus qui vivent dans un état d'infériorité inouïe, on donne quelquefois la triste prééminence aux nains Dokos (de Choa, Abyssinie), ou aux Diggers (Pau-Entaw), des Indiens repoussants qui vivent dans une sauvagerie extrême dans les cavernes de la sierra Nevada, et dont les naturalistes les plus dignes de foi ont rapporté qu'ils « sont à peine de quelques échelons au-dessus de l'orang ».

La saleté des Diggers dépasse tout ce que l'on peut imaginer. De même les Indiens de la baie de Nootka (îles Quadra et Vancouver) laissent s'entasser devant leurs misérables huttes toutes les immondices. Des Hottentots, Kolben dit qu'il n'y a aucun mammifère aussi sale qu'eux.

Plusieurs sont tout à fait insociables et d'une

indomptable férocité. Dalton rapporte à ce sujet des Abors qu'ils ne peuvent pas vivre à deux dans une même hutte, sans se détruire (ils se comparent eux-mêmes à des tigres).

Le missionnaire A.-L. Krapf, qui a vu de près les Dokos du midi de Kaffa et de Qurague, rapporte que ces sauvages ont tous les traits physiques d'une grande infériorité. Ils ne savent point allumer le feu ou obtenir du sel. Des graines, des racines arrachées à la terre en la fouillant avec les ongles, et de grosses fourmis constituent leur nourriture ordinaire ; heureux s'ils parviennent à s'emparer d'une souris, d'un lézard ou d'un serpent (telle est aussi la nourriture des Boschimans). Ils errent nus dans les forêts ; incapables de se construire une hutte, ils cherchent généralement un abri sur les arbres. Les Dokos ignorent à peu près la pudeur et ne souffrent que des liens de famille tout éphémères ; après l'allaitement, la mère ne tarde pas à abandonner ses petits. Cet exemple et quelques autres sont empruntés à Büchner : *l'Homme selon la science.*

Sur les Djangals ou Bandralokh (c'est-à-dire peuple de singes) des monts Windhyas, qui sont d'une infériorité extrême, on ne possède encore malheureusement que très peu de renseignements précis ; le voyageur L. Rousselet a rapporté le portrait d'un individu de cette race.

D'autres peuplades encore d'une grande infériorité sont les indigènes de la Terre de Feu, certaines populations nègres du Soudan, diverses tribus de Boschimans. les sauvages de l'Australie occidentale, les indigènes de Bornéo (Dallon), les Miranhas du Yupura supérieur, décrits par Martius ; les Botocudos du rio Belmonte, sur lesquels le prince de Neuwied a donné de si écœurants détails ; les Tarungares (Papous de la côte occidentale de Gelvink). Ces Tarungares, visités tout récemment par le docteur A.-B. Meyer, sont d'une extrême sauvagerie. Ils sont complètement nus et privés de tout sentiment moral ; anthropophages endurcis, ils exhument même parfois les cadavres pour les dévorer.

Les Veddas de Ceylan sont de petite taille, d'un type abject. La physionomie a une expression repoussante, bestiale. La conformation du crâne (dolichocéphale) présente d'importants traits d'infériorité ; le nez est aplati, la partie inférieure de la face fortement proéminente, « allongée en museau » ; les dents singulièrement projetées en avant. Ils vivent plutôt comme des animaux, s'abritent ordinairement dans le creux des rochers lorsque le temps est mauvais. Le Vedda se fait seulement une sorte de nid.

Desmoulins rapporte des faits presque identiques sur les habitudes sylvestres des Boschimans. Le missionnaire Moffat donne une description du nid grossier que se font les Boschimans et qui est semblable à celui de certains anthropoïdes. Presque toujours le Boschiman se contente d'habiter les grottes ou les repaires abandonnés d'animaux (G. Fristch).

Je rappellerai ici, à ce sujet, que l'orang de Sumatra et de Bornéo, qui se couvre, dans les nuits froides et humides, avec des feuilles de pandanus, se fait, lui aussi, un nid ou siège avec des feuilles et des branches. Il dort sur le côté, parfois aussi sur le dos, la tête alors appuyée sur les mains.

Pour se reposer, le Vedda choisit de préférence le sommet des arbres; il s'y réfugie au moindre bruit, grimpant avec l'agilité du singe.

Les Akkas du marais du Nil, visités par Schweinfurth et Miani, ont des mœurs singulièrement sauvages. Ils sont de très petite taille, leur thorax est peu développé, le ventre bombé « rappelle celui de l'orang, et la courbure de la colonne vertébrale ne peut être comparée qu'à celle du chimpanzé ». Les jambes sont grêles et terminées par un pied large et plat; le gros orteil est tout à fait écarté, le pied apte à la préhension.

Des négrillos de Manille (des montagnes de San-Malte et Maribeles, et dans la province de Ilocas Norte), le naturaliste et voyageur Ch. de Hügel rapporte qu'ils vivent au fond des forêts comme des fauves, et non comme des êtres sociables. « Ces négrillos sont, dit-il, de très petite taille; leurs jambes sont grêles, le corps est couvert de poils noirs et roux; les cheveux sont laineux et noirs. »

Le savant et consciencieux naturaliste Burmeister trouve que beaucoup de sauvages du

Brésil se comportent comme des animaux privés de toute intelligence supérieure. Le docteur R. Avé-Lallemant, qui, dans un voyage (en 1859) au nord du Brésil, a eu l'occasion de voir de près diverses tribus de Botocudos, compare ces sauvages à des singes apprivoisés : « J'ai acquis la douloureuse conviction, dit-il à ce propos, qu'il existe aussi des singes bimanes ! » Cette comparaison avec des singes, qui est certainement sévère, exagérée, revient cependant presque constamment dans les écrits des voyageurs.

Le fameux explorateur W. Baker dit des Kytches et des Latoukas qu'ils se distinguent à peine de la brute. Ce sont de vrais singes, ajoute-t-il.

Les Aëtas des montagnes de Luçon (Philippines) firent sur La Giromière l'impression d'une grande famille de simiens ; leurs gestes et leur voix surtout le frappèrent.

F. Hartmann dit des Dokos qu'ils ressemblent à de vieux singes.

Darwin, lors de son voyage à bord du *Beagle*, fut presque épouvanté à la vue des Fuégiens. « A voir de tels êtres, écrit-il, on a de la peine à croire qu'ils sont nos semblables et habitent la même planète... La nuit, cinq ou six de ces créatures humaines nues, et à peine protégées contre les intempéries de ce terrible climat, couchent sur le sol humide, repliés sur eux-mêmes comme les animaux et serrés les uns contre les autres. »

On affirme souvent que le privilège de l'homme, ce qui le distingue absolument de toutes les autres espèces vivantes, c'est sa perfectibilité. Cependant toutes les races humaines ne sont pas susceptibles de suivre une évolution progressive. Il en est beaucoup qui ont péri ou sont en voie d'extinction, justement parce qu'elles étaient réfractaires à tout progrès. On connaît des peuplades qui, bien qu'ayant toujours vécu purement de la chasse, n'ont pas encore trouvé d'autre moyen pour se procurer le gibier que de l'abattre avec des pierres. Beaucoup de sauvages se nourrissent simplement de coquillages ramassés et ne comptent que sur le hasard pour trouver d'autre nourriture. Les Australiens ichtyophages observés par Dampier, qui avaient cependant toujours vécu au bord de la mer, ne savaient fabriquer aucune sorte d'engin pour la pêche. Ils n'avaient même pas de radeaux ; pour visiter les îles voisines, il leur fallait s'y rendre à la nage.

Beaucoup de sauvages vivent encore dans une nudité complète ; ce sont par exemple : les Quassamas, les Boschimans, les Chillouks, les Fuégiens, diverses tribus australiennes, beaucoup de Papous et de Mélanésiens, les Dokos, les Tarungares, divers Botocudos, les Veddas de Ceylan, les Bubé de Fernando-Po, etc.

Dans beaucoup de races attardées, les hommes et les femmes qui ne sont plus en âge de pourvoir à leur propre existence — les bouches inutiles — sont impitoyablement relégués et abandonnés aux bêtes féroces ; parfois même on les tue pour les faire servir de nourriture.

Fitzroy (*Expédition de l'*Adventure *et du* Beagle) rapporte que les Fuégiens tuaient les vieilles femmes en temps de famine et non leurs chiens, parce que, disaient-ils, « le chien prend l'iappo (la loutre) et les vieilles ne l'attrapent pas ».

Les Hottentots renvoient les vieilles gens loin du *kraal* et les laissent mourir de faim ou être dévorés par les fauves. Campbell rapporte que les Cafres Matchappis abandonnent toujours les infirmes. H. Ellis dit que les Esquimaux ont la même coutume ; plusieurs auteurs affirment qu'autrefois ils enterraient les vieillards tout vivants. Dans les tribus groenlandaises d'Angmagsalik, les individus gravement malades doivent se suicider, sans quoi on les tue. Récemment encore, en Polynésie — ainsi que le rapportent le missionnaire Moerenhout et bien d'autres voyageurs — on assommait, on étranglait les impotents, d'autres fois on les enterrait vivants. D'après G. Robertson et diverses autres autorités, cette coutume de tuer les vieux parents était répandue dans toute l'Amérique ; elle était pratiquée depuis la baie d'Hudson jusqu'à la Terre de Feu. Les Damaras tuent encore leurs vieux parents ou les laissent périr dans l'abandon (Galton, Andree).

Les insulaires de Fidji étranglaient les infirmes et enterraient vivants leurs vieux parents, après leur avoir fait respectueusement comprendre qu'il était grand temps de terminer leur vie. Parfois ils les étranglaient ou les assommaient, ou bien encore ils les abandonnaient simplement dans les lieux solitaires. Cet horrible usage était jadis très répandu parmi les peuplades mélanésiennes. Mais chez celles-ci le parricide était devenu un devoir sacré auquel il y aurait eu honte et indignité de manquer. C'est par piété filiale que les Fidjiens décapitaient leurs pères et pour se conformer à la tradition. De même les Rhinderwas de l'Inde croient remplir un devoir en tuant et mangeant leurs parents infirmes ou atteints d'une maladie incurable.

L'infanticide a été une pratique presque universelle. En Chine, il a été considéré non seulement comme une action licite, mais juste. Il était très commun parmi les tribus d'Indiens américains, en Australie, à Fidji. Dans toute l'Océanie, on pratiqua l'infanticide sur la plus large échelle. Diverses populations ont encore cet usage, dans l'Inde, en Afrique (il existe encore chez les Hottentots). Pour beaucoup de sauvages, la vie d'un enfant n'est rien ; à la moindre colère, le Fuégien tue le sien. Des voyageurs dignes de foi ont rapporté que des nègres de l'Afrique australe se servent parfois de leurs propres enfants pour amorcer les trappes à lions...

L'anthropophagie (cette abominable habitude est actuellement encore plus répandue qu'on ne le pense : on évalue à plusieurs millions le nombre des anthropophages) est souvent citée comme un trait de la dernière infériorité chez l'humain. Beaucoup de races humaines préhistoriques furent, il est vrai, cannibales comme l'étaient et le sont encore bien des peuplades sauvages. Cependant, l'homme n'en sera venu qu'assez tard à dévorer son semblable ; il s'y sera résolu sous le coup d'une nécessité absolue, poussé à la dernière extrémité par la faim.

L'anthropophagie est née accidentellement. C'est là l'opinion de M. le professeur Hovelacque et de beaucoup d'anthropologistes ; elle ne caractérise pas le stade le plus primitif de l'évolution. Nos antiques précurseurs semi-humains ne devaient pas plus s'entre-dévorer que les anthropoïdes actuels ne sont pithécophages.

A l'état de nature, on le sait, les singes supérieurs sont frugivores, les autres sont insectivores. Ils ne seront devenus omnivores, de frugivores ou végétariens qu'ils étaient, que par une nécessité extrême ; mais l'habitude une fois prise se sera facilement conservée.

Dans certaines populations, l'anthropophagie a été érigée en système, élevée à l'état d'institution. C'est ainsi que nous trouvons, après l'anthropophagie par nécessité, l'anthropophagie par gourmandise, le cannibalisme par vengeance, ou guerrier (pratiqué encore, par exemple, chez diverses peuplades du groupe Bantow), l'anthropophagie par respect filial, l'anthropophagie religieuse et l'anthropophagie judiciaire.

Les horribles hécatombes humaines des Khonds des montagnes de l'Orissa, décrites dans un Mémoire de M. Barthélemy Saint-Hilaire, *les Sacrifices humains dans l'Inde* (*Journal des savants*, 1867), étaient évidemment des réminiscences du plus atroce cannibalisme.

« On mange son vieux père, dit le docteur Bordier, pour lui donner une sépulture plus digne de lui (ainsi pensent les Capanaguas) ; on mange son ennemi pour s'assimiler son courage, comme le Malais mange le cœur du tigre pour devenir fort comme lui ; on mange de même un ami, un maître pour intussusciper ses bonnes qualités. Les catholiques, qui croient manger la chair et le sang de leur Dieu, font, sans s'en douter, de l'anthropophagie symbolique. »

Tout récemment encore, le Néo-Zélandais dévorait son ennemi pour s'assimiler ses qualités. De nombreuses tribus cannibales ont eu ou conservent cette superstition. C'est ce qui explique pourquoi le cœur était le morceau généralement convoité ; cet organe était considéré comme le siège du courage. Quelques sauvages, par contre, dévoraient l'œil de l'ennemi, voulant par là s'assimiler sa perspicacité ; aux îles Marquises, l'œil était un morceau réservé au roi ; à Tahiti, de même. La reine Pomaré avait pour nom primitif : *Almata*, ce qui signifie « mange l'œil ».

Cette manducation fictive se révèle sous des formes de plus en plus significatives à mesure qu'on étudie ce qu'elle était dans les temps les plus reculés et dans les diverses religions.

L'Australien, dans le cas d'extrême besoin, devient cannibale. En temps de famine, on a vu souvent les femmes australiennes manger le cadavre de leur enfant. Le Père Salvado rapporte que ces sauvages exhumaient les morts récemment enterrés et que le père de famille dévorait parfois sans scrupule les siens. Les mœurs épouvantables des Fuégiens ont été signalées par plusieurs voyageurs célèbres. L'amiral Fitzroy a décrit une scène d'une bestialité inouïe : un certain nombre d'hommes font cercle autour d'un feu de bois vert ; ils ont saisi une vieille femme de leur troupe et l'asphyxient en lui tenant le visage penché au-dessus de la fumée ; puis, ils l'achèvent en l'étranglant, la dépècent promptement et dévorent sa chair morceau par morceau.

Le cannibalisme paraît avoir été une habitude très générale parmi les races sauvages. Les Néo-Calédoniens se battaient purement pour avoir de la chair humaine.

Les Esquimaux, les indigènes de Noutka, les sauvages de la Guyane, etc., pratiquent l'anthropophagie. Toutes les populations polynésiennes honorèrent l'anthropophagie guerrière. La plupart des tribus américaines eurent l'habitude de manger les vaincus : les Iroquois, les Algonquins, les Hurons, les Caraïbes, les Aymorès, les Tupinambas, etc., dévoraient leurs ennemis et s'en glorifiaient. Les anciens Mexicains étaient cannibales ; certaines tribus apaches le sont peut-être encore. En Afrique, ces horribles habitudes étaient extrêmement répandues. Les naturels de Manyouéma, « anthropophages de l'espèce la plus dégoûtante », a dit Cameron, font faisander les morceaux du cadavre avant de s'en repaître. Schweinfurth rapporte que les nègres qui habitent la région qui se trouve entre le sud de la Nubie et le lac Albert aiment aussi à manger la chair humaine en putréfaction. Les Monbouttous dépècent les cadavres restés sur les champs de bataille; ils coupent la chair par tranches qu'ils font sécher au soleil avant de l'emporter dans leurs huttes. Dans quelques îles océaniennes, on avait la précaution de saler la chair pour la conserver.

Schweinfurth raconte de ces sauvages qu'ils n'égorgent pas seulement les prisonniers de guerre, mais parfois aussi des enfants; la chair de ceux-ci, qui est, disent-ils, « tendre et savoureuse », est servie au roi.

Les Caraïbes faisaient engraisser les prisonniers de guerre avant de les abattre. Les indigènes des îles Marquises étaient cannibales par goût. On y faisait cuire la chair de son semblable et à chacun en revenait une partie déterminée ; les fesses étaient réservées aux prêtres. Aux îles Viti, l'anthropophagie était invétérée. Le chef vitien Ra-Undre-Undre, très vénéré de ses sujets, passait pour avoir dévoré au moins neuf cents personnes.

Aux îles Fidji on engraissait des esclaves et l'on vendait au poids la chair humaine, qui s'appelait *puabba balava*, ce qui veut dire « du long porc » ; parfois, on la laissait « faisander ». D'une bonne viande, le Vitien disait : « Elle est tendre comme de l'homme mort. »

Les Néo-Zélandais ont été anthropophages (ils pratiquaient aussi l'anthropophagie judiciaire). Un chef indigène interrogé explique que la chair est « tendre comme du papier ».

Lors du massacre des Européens dans la baie de Vonia (îles Viti), en 1813, il y eut encore des scènes abominables de cannibalisme, dont le lieutenant du *Hunter*, le célèbre navigateur Peter Dillon, fut témoin. Seeman et Pritchard ont également assisté à des festins horribles. Vers 1854, il y avait encore à Viti des abattoirs et des fours pour l'anthropophagie ; celle-ci y fut abolie, publiquement au moins, après l'année 1857.

Le cannibalisme n'a pas encore tout à fait disparu chez plusieurs peuplades de la Polynésie et de la Micronésie ; des Néo-Calédoniens ont été pris encore tout récemment en flagrant délit. (Voir aussi à ce sujet un rapport du capitaine H. Jouan, fait à la Société linnéenne en 1878.)

L'anthropophagie par gourmandise a été pratiquée, et l'est peut-être encore, par quelques peuplades cafres qui, bien que vivant dans des régions où elles pourraient se procurer facilement une nourriture abondante, ne sont ou n'étaient friandes que de chair humaine.

Les Niam-Niams de Schweinfurth ont encore

le même goût, les Fans et quelques Mélanésiens également.

Les Battaks (ou Battas) de l'île de Sumatra,
nation malaisienne relativement déjà assez
avancée, ont institué l'anthropophagie judiciaire.
(Autrefois les Battaks égorgeaient et dévoraient
aussi leurs vieux parents, mais par piété filiale.)
Les hommes seuls prennent part aux exécu-
tions : on attache le condamné et, encore vivant,
on lui arrache la chair par lambeaux, qu'on
mange sanglants et crus.

L'anthropophagie, dont l'existence à l'âge de
la pierre polie est à peu près établie et qui a
persisté dans un grand nombre de races, paraît
si bien un caractère propre à notre espèce
qu'on la signale même en Europe, à une
époque récente, et que l'homme poussé par
la misère, la faim, y revient aisément. Aux
troisième, quatrième, cinquième siècles de
notre ère, en Europe, les Lestrigons, les
Sirènes, les Cyclopes, les Sarmates, les Lom-
bards, les Attacoli étaient cannibales. Saint
Jérôme signale le fait à la ▆▆▆▆ quatrième
siècle. Pendant les famines du moyen âge, il
se produit, surtout chez les femmes, qui conservent plus parfaitement les caractères de
race, de véritables épidémies de cannibalisme,
on mange de la chair humaine, on prend goût
à cette nourriture.

Non seulement l'espèce humaine, dans un
assez grand nombre de ses groupes, n'est pas
civilisée, mais elle est *incivilisable*.

Parmi les nombreux sauvages absolument incivilisables, on peut citer les Corabécas des frontières du Grand-Chaco, les Yuracarès, certains nègres du Nil supérieur, quelques Négritos de la presqu'île de Malacca, plusieurs peuplades andamanites, quelques populations indigènes australiennes, etc. En vain les missionnaires se sont-ils évertués pendant de longues années à inculquer à ces races attardées les premiers rudiments d'une éducation : tous les efforts ont échoué. Le missionnaire Moffat (dans *Vingt-trois ans de séjour dans l'Afrique du Sud*) et bien d'autres comme lui ont avoué franchement l'inutilité de toutes leurs tentatives. Plusieurs ont déclaré qu'il leur semblait plus facile d'inculquer une certaine éducation de culture à des animaux domestiques que de venir à bout de l'indomptable sauvagerie de ces êtres misérables dont « la stupidité est telle que, s'ils doivent faire quelque effort pour comprendre, ils tombent de sommeil, et si l'on insiste trop, ils deviennent même malades ».

« A mes yeux, s'écrie à ce sujet le savant naturaliste et voyageur Houzeau, il est aussi difficile de faire d'un sauvage un homme civilisé que de faire un homme d'un singe. »

Même du nègre d'Afrique transporté depuis longtemps dans les milieux civilisés, on affirme généralement qu'il est, après tout, incapable d'acquérir une culture vraiment supérieure. M. de Coseritz (*Jornal de Porto-Allègre*, Brésil, 1er février 1865) remarque à ce sujet : « J'ai la ferme conviction que la race africaine ne peut atteindre le développement intellectuel dont sont susceptibles les races blanches. La faculté d'abstraction, celle de systématiser, de suivre la stricte logique des lois de la raison et de s'entendre conformément à elles, fait défaut aux nègres d'Afrique. Le nègre vit à l'état de pure nature et il est étranger à notre vie, toute de raison. » C'est aussi l'opinion de Burmeister et de bien d'autres naturalistes éminents.

Tout à fait incapable de comprendre nos idées, même les plus simples, ne sachant pas fixer son attention et sa pensée sur un point déterminé, l'être humain infime végète dans l'indifférence absolue de tout ce qui est en dehors des préoccupations ordinaires de la vie nutritive. La faim est presque son seul mobile. Les missionnaires, voyant que l'unique moyen de faire sortir le sauvage de son apathie était de lui offrir de la viande ou d'autres aliments, n'ont pas manqué d'employer ce moyen de propagande. Mais celui-ci, après s'être gorgé, s'en va sans vergogne. Victor de Rochas, dans son livre sur la Nouvelle-Calédonie, rapporte une réponse tout à fait caractéristique d'un sauvage à un missionnaire : « Tu parles beaucoup, dit-il; mais, vois-tu, ce qu'il nous faut, c'est ce qui emplit le ventre. » Il voulut bien écouter le sermon, mais c'était pour avoir sa « récompense », les viandes convoitées.

La voracité de certains êtres humains est véritablement bestiale, tout leur est bon pour s'assouvir et ils dévorent comme la brute.

Les Oubouari, diverses peuplades de l'Australie et de l'Afrique, certains Andamanites, etc., se gorgent de charogne et ne dédaignent pas la vermine qui abonde sur leur corps. Les voyageurs de la dernière expédition française ont vu des Fuégiens manger des poissons tout crus sans rien laisser, commençant par la tête et finissant par la queue (Vianna de Lima, *loc.*, *cit.*).

En Amérique, les brillantes civilisations péruviennes et mexicaines n'avaient pas su gagner les autres habitants de ces contrées qui, lors de la découverte de ce pays par les Espagnols, pouvaient à peine subvenir aux premiers besoins de la vie.

Sans doute, ces populations misérables, *attardées*, comme on a bien voulu le dire, tendent à disparaître, mais seulement soit parce qu'elles sont repoussées, immobilisées par les races supérieures qui les détruisent comme animaux inutilisables, soit parce qu'elles sont décimées par les vices et les maladies que nous leur donnons par notre contact; elles ne disparaissent pas d'elles-mêmes, elles continueraient à vivre, à multiplier si elles ne s'étaient trouvées en communication avec la race blanche conquérante et envahissante; mais cette race blanche, indo-européenne, n'a elle-même que lentement progressé. D'après la théorie de Gladstone, de Lazarus Geiger, de Magnus, l'homme n'aurait perçu d'abord que la quantité de lumière et

lentement il en aurait différencié les nuances.
Dans les poèmes d'Homère, deux couleurs seulement, le rouge et le jaune, sont nettement
classées ; le vert se confond, sous le terme vague
de *chloros*, avec le jaune pâle et le gris ; le bleu
et le violet sont compris sous la dénomination
de foncé ou noir. Xénophon attribuait à l'arc-
en-ciel trois couleurs : pourpre, rouge et vert
jaunâtre. Si nos langues modernes sont riches
aujourd'hui en noms de couleurs (on en compte
trois cent cinquante environ en français et en
allemand), nos sensations humaines de couleurs
restent encore bornées, nous ne percevons pas
toutes les nuances du spectre solaire. Les fourmis, par exemple, perçoivent chromatiquement
avec leurs yeux, d'après les expériences très
rigoureuses de sir John Lubbock et d'Auguste
Forel, la région ultra-violette du spectre. En
résumé, comme l'écrit Montaigne dans ses
Essais (livre II, chap. xii) : « Si les sens sont
nos premiers juges, ce ne sont pas les nôtres
qu'il faut seuls appeller au conseil ; car, en cette
faculté, les animaulx ont autant ou plus de droict
que nous. Il est certain qu'aulcuns ont l'ouïe
plus aiguë que l'homme, d'aultres la vue,
d'aultres le sentiment, d'aultres l'attouchement
ou le goût. Democritus disait que les dieux et
les bêtes avaient les facultez sensitifves beaucoup plus parfaites que l'homme. »

En réalité, l'humanité est si difficile à perfec-
tionner qu'elle a semblé, surtout à ses com-
mencements, n'avancer que par sauts, une

masse imbécile recevant l'invention utile ou le progrès intellectuel et moral d'un être qui semblait si bien au-dessus et en dehors de l'humanité qu'on lui attribuait une naissance miraculeuse ou fabuleuse, qu'on le divinisait, et combien de ces bienfaiteurs de l'humanité ont été même revêtus de la forme bestiale !

Il semble, étant donnée surtout l'histoire religieuse de l'homme, que notre espèce n'ait pu sortir de la barbarie primitive que par l'influence de ce qu'on a nommé les *grands types de l'humanité*. Quand, dans une race, des types de ce genre ne sont pas apparus, cette race n'a pas progressé. On peut donc affirmer que l'espèce humaine n'est pas fatalement et indéfiniment perfectible et que cette perfectibilité constante était une illusion que l'observation des faits n'a pas confirmée.

Nous nous attacherons du reste, dans la suite de ce travail, à montrer que les animaux n'ont pas compris de la même manière que nous le progrès. Leurs sociétés scientifiques varient moins que nos sociétés industrielles, non parce que les membres en sont moins perfectibles que nous, mais parce que ces sociétés ont une base solide, presque invariable, la science.

En résumé, aujourd'hui que les humbles débris de l'humanité sont mieux connus, tous les hommes, nous ne comptons que ceux qui sont intelligents et instruits, admettent que l'humain est un animal ; il sera peut-être plus difficile de faire accepter la croyance qu'il est un animal inférieur.

Nous avons l'intention, en nous servant simplement des notions actuellement acquises par les naturalistes, d'établir entre l'homme et les animaux un parallèle complet, c'est-à-dire portant non seulement sur le physique, mais sur l'intellectuel et le moral ; nous n'apprendrons sans doute rien de nouveau à nos lecteurs, mais nous grouperons des faits connus dans un autre ordre et dans un autre esprit que ceux qui président ordinairement à leur nomenclature.

CHAPITRE PREMIER

**Ressemblance entre l'homme et les animaux.
Identité de leur anatomie.**

Considérons la vie en elle-même ; il est évident que ses caractères essentiels sont communs à l'homme et aux animaux. Tous les corps organisés et vivants, par exemple, présentent dans leurs tissus une complexité chimique très grande ; on y trouve l'hydrogène, l'oxygène, l'azote, le carbone, le phosphore, le soufre, le fer, etc., complexité qu'on a exprimée en disant que la substance des corps vivants est *hétérogène*.

Cette matière corporelle, chez aucun des animaux, n'est à l'état d'équilibre et de stabilité, mais elle est au contraire soumise à des décompositions et à des recompositions successives qui ont pour but la rénovation des molécules organiques ; cette matière, empruntée au milieu, lui est rendue et reprise sans cesse : c'est ce qu'on appelle la *circulation de la matière*. Cette circulation de la matière donne naissance à des phénomènes physiques qui se traduisent sous la forme de mouvement, de chaleur, de lumière, d'électricité ; à l'ensemble de ces forces vives, on a donné le nom de *caractères dynamiques* des êtres vivants.

Les caractères morphologiques, c'est-à-dire la différenciation et l'organisation des parties corporelles, sont encore communs à tous ; c'est ce qu'on appelle l'*hétérogénéité organique*. Cette hétérogénéité se retrouve dans les êtres les plus simples en apparence, chez les protozoaires, ou corps protoplasmiques non cellulaires. Le protoplasma lui-même est en effet le siège d'un grand nombre de différenciations extérieures, sous forme de travées, de nodules, de taches nébuleuses, de figures étoilées, de granulations cristallines, de piquants colorés et de gouttelettes graisseuses.

Tous les êtres vivants ont la faculté de reproduction ; mais, tandis que l'homme possède le plus défectueux des modes de reproduction, la viviparité, tous les modes, scissiparité, bourgeonnement, oviparité, viviparité, se retrouvent chez les animaux, qui sont ainsi mieux protégés que l'homme contre l'extermination totale.

Enfin, par une destinée commune, hommes et animaux sont condamnés, dès leur naissance, à la mort. La durée comparative de la vie n'a pu être faite d'une manière complète chez les différentes races, et la théorie de Flourens sur le parallélisme de la durée de la croissance et de la durée de la vie, ou bien ne peut que s'appliquer uniquement à l'homme, ou bien devient hypothétique pour les autres animaux.

Un grand nombre d'animaux ovipares à développement rapide, oiseaux, poissons, reptiles, etc., jouissent d'une existence très prolongée, et nous ne saurions tirer de la courte vie de nos animaux domestiques, animaux abâtardis par l'esclavage, par le surmenage, par une adaptation incomplète, une conséquence concluant à la supériorité de la durée de la vie chez l'homme. Bien plus, ce qui frappe, si l'on compare le développement de l'homme et des animaux, c'est la longueur de ces deux périodes de la vie humaine, l'enfance et la vieillesse, périodes accompagnées d'une insuffisance de force chez le vieillard, d'intelligence chez l'enfant, insuffisance qui rend les individus de ces deux groupes impropres à l'action, incomplets pour la lutte.

D'après les observations de Tiedeman, « l'enfant, en venant au monde, n'a pas un cerveau qui ait acquis son point de maturité ; c'est lentement que cet organe prend la consistance nécessaire à l'exercice de ses fonctions... Alors peut naître la perception, premier signe de l'action cérébrale ; après la perception, vient l'attention, premier signe réel de l'intelligence ; puis enfin, la réflexion, faculté suprême. » On peut fixer, d'après Tiedeman, vers la troisième année, la faculté de l'attention chez l'enfant ; à trois ans, le cerveau a fait des progrès tels que Samering, anatomiste, qui a précédé Tiedeman, croyait que cet organe était complètement formé. Tiedeman montra que toutes les parties n'en sont parfaites qu'à huit ans ; l'enfant est alors capable d'attention et de réflexion.

Chez les animaux, au contraire, le cerveau est prêt à fonctionner d'une manière complète quelques mois après la naissance ; un jeune chien de trois mois est capable d'attention et de réflexion (*Anatomie et Histoire de la formation du cerveau dans le fœtus de l'homme, avec un exposé comparatif du cerveau dans les animaux* — Nuremberg, 1818).

De même pour l'adaptation et l'acclimatement, l'espèce humaine est inférieure à la plupart des espèces animales. L'homme n'est si nouveau sur la terre que justement parce qu'il a une faculté d'adaptation très faible ; il apparaît à l'époque quaternaire, tandis qu'un grand nombre de races actuelles se retrouvent à l'état fossile dans les terrains secondaires et tertiaires. Cette persistance des races est surtout remarquable chez les poissons. animaux qui ne sont pas à dédaigner, car leur empire, et la mer seulement, en faisant abstraction des rivières et des fleuves, occupe plus des deux tiers du globe. Les types de poissons de l'époque tertiaire sont représentés de nos jours ; bien mieux, une espèce de l'époque primaire, le cestracion, de Philippe, se retrouve encore aujourd'hui en Australie.

C'est également dans ces espèces aquatiques que se remarquent les cas les plus apparents d'adaptation merveilleuse aux différences de pression et de température. Tandis que l'homme supporte avec peine les plus faibles variations de pression atmosphérique et ne saurait vivre à plus de 2000 mètres au-dessus — et bien moins au-dessous — de la pression ordinaire, les poissons supportent des pressions atmosphériques très faibles ou énormes. On trouve des poissons dans les torrents qui se précipitent des plus hautes montagnes, à plus de 5000 mètres, et, d'autre part, certaines races vivent sous la pression de 400 atmosphères et plus ; on sait qu'une hauteur de 10 mètres correspond comme pression à 1 atmosphère. On a retrouvé, grâce aux sondages opérés dans ces dernières années, surtout par le *Talisman* et le *Challenger*, certains de ces poissons évoluant aisément dans les eaux profondes, par des adaptations ingénieuses de leur organisme.

A bord du *Talisman*, on put recueillir un poisson, le *Bythytes cranus*, qui provenait de 4255 mètres de profondeur ; à bord du *Challenger*, on a pris une espèce, le *Bathyopis ferox*, qui vit à 5019 mètres.

En résumé, nous voyons que même des individus appartenant à notre groupe de vertébrés, ont pu, par des modifications très simples de leur appareil respiratoire, arriver à faire ce qui n'est pas en notre pouvoir : supporter des variations considérables de pression.

Pour l'acclimatement, on voit de même combien l'homme a peu de flexibilité organique pour s'adapter aux différences de température, malgré les moyens scientifiques qu'il a découverts pour lutter contre les variations atmosphériques : vêtements, feu, production artificielle du froid, etc. Sans doute, l'espèce humaine s'est diffusée du 60ᵉ degré sud jusqu'au 70ᵉ degré nord ; mais combien l'acclimatement, même dans ces limites, est difficile et incomplet ! Sans parler des ravages faits par le climat dans les rangs de nos soldats et de nos colons, et nous en tenant aux essais moins actuels d'acclimatement, nous voyons que trois cents Allemands envoyés à Cayenne, en 1765, furent réduits en moins de deux mois à trois individus, dont un seul avait échappé à toute maladie. Sept cents Français, dirigés sur un canton du Mexique par M. Lainé de Ville-l'Évesque, fournirent en deux ans cinq cent trente décès. Suivant Lind, les nouveaux venus aux Antilles, même entourés de précautions, succombent dans la proportion d'un cinquième par année. Le docteur Twining, qui a longtemps exercé la médecine dans l'Inde anglaise, assure que l'influence du climat est telle que, dans la presqu'île du Gange, la troisième génération d'Européens de race pure n'existe pas. Les nègres résistent un peu mieux, mais cependant périssent très rapidement.

De 1730 à 1752, Batavia a vu succomber plus d'un million de nouveaux venus, chez les individus transportés dans des pays où la température dépasse de moins de 10 degrés au-dessus ou au-dessous de zéro la température de leur pays d'origine.

Les poissons au contraire s'acclimatent si facilement qu'on en trouve dans des eaux si froides que leur température atteint presque le point de congélation de l'eau, et dans des eaux excessivement chaudes. Il faut que des sources soient absolument brûlantes ou très chargées de substances salées ou vénéneuses, pour être dépeuplées de poissons. Bien mieux, les poissons d'eau douce peuvent devenir marins quand la nécessité de l'adaptation se fait sentir, et inversement.

Des types essentiellement marins, raies armées, harengs, muges, gobies, se sont acclimatés dans les eaux douces, quand des phénomènes géologiques ont fait cesser la communication des lacs où ces espèces stationnaient, avec la mer, ainsi qu'on le remarque dans certains lacs de la Scandinavie et du nord de l'Italie. D'autres espèces d'eaux douces, silures, épinoches, fondules, se sont acclimatées dans les eaux salées.

Nous terminerons ces quelques observations sur la grande puissance d'adaptation des animaux, comparée à la faiblesse de la race humaine sous ce rapport, par quelques extraits du cours de physiologie comparée fait en 1854 par Flourens, au Muséum de Paris.

Nous ferons remarquer d'abord que nous appelons adaptation, non pas la possibilité de vivre comme l'homme, dans des milieux de températures différentes, péniblement, douloureusement, en se soustrayant artificiellement aux rigueurs du milieu, mais la faculté d'acquérir la *modification organique* nécessaire à subir *naturellement* la modification du milieu.

Il n'y a pas pour Flourens, à proprement parler, d'espèces disparues, il n'existe que les espèces adaptées ; partisan de l'*unité de création* contre Cuvier qui croyait à des créations successives, il soutient l'unité du règne animal. « Il n'y a pas un double règne animal, dit-il, un règne fossile et un règne vivant ; chacun d'eux pris isolément n'est qu'une partie incomplète ; réunis, ils font un tout complet... Le groupe vivant des pachydermes est l'un des plus mutilés ; il ne contient que huit genres ; mais si l'on rapproche les pachydermes fossiles des pachydermes vivants, l'isolement disparaît et le groupe des pachydermes ainsi restitué offre un ensemble complet et harmonique.

« J'arrive aux preuves physiologiques de l'unité de création. Je les tire de la ressemblance qui existe entre les espèces fossiles et les espèces vivantes... M. de Blainville, qui est un homme d'autorité, a prétendu que l'éléphant fossile et l'éléphant vivant ne formaient qu'une espèce... L'ours fossile a le front un peu plus bombé que l'ours vivant ; les os fossiles de chevaux, dit Cuvier, ne peuvent se discerner des os de chevaux vivants. »

Nous arrêterons là notre citation, qui montre

suffisamment que Flourens est convaincu que les espèces animales s'adaptent plutôt que de disparaître. Sans doute, si l'adaptation dans le temps est presque évidente, il n'en est pas de même de l'adaptation en un espace limité. Dans les terrains parisiens, par exemple, on trouve des os fossiles d'animaux qui ne vivent plus que dans des pays plus chauds que le nôtre ; cela prouve simplement que si, par extraordinaire, il se produit des changements brusques de température, dans un milieu, l'animal préfère à l'adaptation l'émigration, toujours plus facile ; il n'use pas, comme nous, contre la nature des forces qui ne donnent jamais qu'une imparfaite victoire.

Après nous être attardés quelque peu dans ces préliminaires, nous allons aborder la supériorité de l'animal sur l'homme, au point de vue de l'anatomie et de la physiologie.

Depuis une dizaine d'années, les sciences naturelles ont subi, au point de vue de la classification, une transformation complète ; les termes de vertébrés et d'invertébrés tendent à être laissés de côté, et ce sont des caractères tirés de l'embryon qui servent de base à la distinction des groupes.

Les animaux sont divisés aujourd'hui en trois séries : les protozoaires, les mésozoaires, les métazoaires.

Les protozoaires ne posséderaient pas ces feuillets embryonniques qui, en se différenciant, donnent naissance à tous les tissus, à tous les organes ; les mésozoaires n'auraient que deux feuillets dans le blastoderme ; les métazoaires en auraient trois : le feuillet extérieur ou ectoderme, le mésoderme ou feuillet moyen, le feuillet interne ou entoderme, et ces métazoaires comprendraient en réalité presque tous les animaux, puisque les zoophytes, les éponges et autres animaux, considérés autrefois comme faisant le passage entre les animaux et les plantes, y sont aujourd'hui rangés sans conteste.

Mais cette division paraît déjà trop absolue ; le feuillet moyen du blastoderme n'étant qu'une formation secondaire, il paraît inutile de maintenir le groupe des métazoaires ; plus encore, les protozoaires étant des animaux microscopiques ou très petits, non seulement ils sont difficilement observables, mais encore ils sont entrés tard dans la science. Ce n'est qu'à la fin du dix-septième siècle que les infusoires furent aperçus; le mode de reproduction des protozoaires est, par ces raisons, mal connu ; ces animaux forment comme un groupe d'attente, dont on pourra distraire un grand nombre d'êtres pour les reporter aux métazoaires. N'a-t-on pas vu déjà ce fameux bathybius, matière vivante protoplasmique, selon Hæckel, qui l'avait découverte dans le limon qui tapisse le fond des mers, de 4000 à 8000 mètres de profondeur, chassé du règne vivant et considéré comme le résidu des décompositions, ou l'accumulation des excrétions des êtres marins ?

On peut donc espérer que ces classifications nouvelles, qui découragent, en ce que leur point de départ n'est visible que pour l'œil armé du microscope, nous feront découvrir la base commune d'où les espèces animales s'échappent en rayonnant pour peupler le globe entier.

Dès aujourd'hui, on peut du reste établir que chez tous les métazoaires, au moins, se retrouvent les tissus de même nature, tissus muqueux, connectif ou de soutien, élastique, musculaire, nerveux, épithélial, tissus qui diffèrent, non en qualité, mais en quantité, suivant les espèces.

De même, la chimie biologique est identique chez l'homme et chez les animaux ; les principes constituants du corps se composent toujours d'éléments azotés ou non azotés ; les composés organiques azotés appartiennent aux mêmes séries ; on a des séries très voisines de compositions uniques ; les tissus sont de même nature chimique ; tous les phénomènes d'oxydation, de dédoublement, de réduction, de synthèse, observés en nous, se retrouvent chez l'animal. Nous avons su, du reste, utiliser en médecine et en chirurgie cette identité des tissus animaux avec les nôtres, en employant, pour les greffes osseuses, cutanées, nerveuses, des lambeaux d'os, de peau, de nerf arrachés à nos frères les animaux ; c'est encore à eux que nous empruntons le sang, le suc gastrique, le liquide spermatique et ovarique, le sérum, la bile, etc., destinés soit à la réparation de nos déchéances organiques, soit à la prophylaxie de certaines maladies microbiennes.

Sans doute il existe quelques différences suivant les espèces, dans la manipulation de la matière vivante ; mais ces différences ne sont pas généralement à notre avantage. Prenons, par exemple, le tissu connectif ou de soutien qui. incrusté de matières inorganiques diverses, forme le squelette. Le squelette doit jouer dans tout organisme deux rôles essentiels : protection pour les tissus mous et délicats, points d'appui pour les leviers musculaires.

Chez l'homme et les vertébrés, le squelette étant interne, ce rôle de protection est réduit à sa plus simple expression ; une partie seulement du tissu nerveux, la moelle et le cerveau, est enveloppée d'une couche osseuse ; chez tous les invertébrés, le squelette extérieur remplit complètement ces deux fonctions de protection et de soutien.

La matière incrustante, chez l'homme, est uniquement calcaire, c'est-à-dire excessivement fragile et facilement attaquable ; les squelettes calcaires sont rares chez les animaux, en dehors des vertébrés et des mollusques, ou, si la matière calcaire intervient dans la composition du squelette, elle est corrigée dans sa fragilité et sa facile décomposition par l'adjonction d'une substance azotée, la *chitine*, laquelle enveloppe, par exemple, tout le corps des articulés. Cette chitine est inattaquable par l'eau, les acides organiques, les alcalis, les acides minéraux non concentrés, et par la plupart des réactifs. Cette enveloppe chitineuse ne sert pas seulement au revêtement extérieur, elle recouvre encore souvent des organes internes : poumons, partie du canal gastrique, etc. ; souple, parce qu'elle peut s'amincir jusqu'à devenir une membrane perméable aux gaz, sans gêner les mouvements, elle permet à l'animal de vivre plongé dans des milieux alcalins ou acides, par lesquels il ne tarderait pas à être dissous, s'il était enveloppé d'un squelette de nature calcaire comme le nôtre.

D'autres animaux possèdent des squelettes siliceux, donc éminemment solides. On admire particulièrement le squelette siliceux d'une éponge, l'*Aphrocalliste siliciosa;* les mailles de ce squelette siliceux, imitant un réseau de tulle, sont d'un travail si admirable que dans les laboratoires on a vainement essayé d'imiter cette disposition de la silice, corps très difficile à manier.

La croissance du squelette, chez l'homme et les vertébrés, est lente et difficile ; le squelette ossifié, soit trop tôt, soit irrégulièrement, produit l'abaissement de la taille ou des infirmités ; d'autre part, des parties qui devraient rester cartilagineuses pour le fonctionnement parfait des organes, comme les cartilages costaux, s'ossifient de bonne heure ; enfin, parfois même le tissu nerveux, au lieu d'être protégé, est comprimé par le tissu osseux. Si les os de la tête se soudent trop tôt, par exemple, ils gênent l'accroissement du cerveau, qui reste atrophié et impuissant.

Le squelette extérieur s'accroît au contraire aisément, sans gêner les organes ; s'il est adapté au corps, comme chez les articulés, il tombe quand il est devenu trop petit pour contenir l'animal, par une série de mues, époques critiques, sans doute, mais de courte durée.

Les tissus muqueux, élastique, épithélial présentent à peu près les mêmes caractères chez l'homme et les animaux ; les tissus musculaire et nerveux présentent seuls quelques différences de disposition.

Le tissu musculaire, organe actif du mouvement, est commun à toutes les espèces animales, même à beaucoup de protozoaires, sous la forme de muscles lisses ou de muscles striés. La composition du muscle est à peu près identique dans toutes les espèces ; il est moins riche en parties solides chez les animaux à sang froid que chez les mammifères et surtout les oiseaux, mais les éléments chimiques sont les mêmes ; les réactions physiques et chimiques qui se passent dans le muscle lorsde sa contraction, oxydation, respiration, production de chaleur et d'électricité, etc., sont identiques dans tous les groupes animaux, mais il est, dans l'exercice du tissu musculaire, quelques différences qui ne sont pas à l'avantage de l'homme.

La secousse musculaire, c'est-à-dire le raccourcissement du muscle sous l'influence de l'excitation, est plus brève chez les oiseaux et

les articulés que chez les mammifères et chez
l'homme ; cette brièveté des contractions permet des mouvements plus rapides, mais moins
soutenus ; pour obvier à ce dernier inconvénient,
il existe des différences dans la durée des
secousses, suivant les fonctions du muscle.
Ainsi Richet a démontré que les secousses du
muscle de la queue de l'écrevisse sont brèves,
la queue de l'écrevisse étant un organe de pro-
gression, et que les secousses de la pince sont
prolongées, la pince étant un organe de préhension et ayant besoin de mouvements soutenus.

La fatigue musculaire survenant à la suite des
contractions, de mouvements musculaires répé-
tés, ce qu'on a appelé la *tétanisation* du muscle,
est plus lente à s'établir pour les muscles pâles,
si communs dans le monde des invertébrés, que
dans les muscles rouges ou striés.

La force absolue du muscle n'a pas été mesurée
chez l'homme ; mais, chez les mammifères, ces
voisins de l'homme, elle est beaucoup moins
considérable que chez un grand nombre d'animaux dits inférieurs. Le cheval, non attelé, ne
peut traîner que les deux tiers de son poids,
tandis que des insectes, le hanneton par exemple,
peuvent tirer vingt-trois fois le poids de leur
corps ; cette force atteint même, dans certaines espèces, quarante et même jusqu'à
soixante-sept fois le poids du corps.

Enfin, la vitesse de contraction est bien plus
considérable chez un grand nombre d'animaux
que chez l'homme ; ainsi chez l'homme, l'avant-

bras peut exécuter sur le bras, au maximum, deux cents à deux cent cinquante mouvements de flexion en une minute, tandis que, chez les oiseaux et les insectes, ce nombre est de beaucoup dépassé : la mouche commune, par exemple, fait, comme battements d'ailes, trois cent trente mouvements par *seconde*, c'est-à-dire dix-neuf mille huit cents par minute.

Quant au tissu nerveux, mal connu chez l'homme, il l'est encore plus mal chez les animaux ; mais on retrouve chez la presque totalité de ceux-ci les éléments nécessaires à la transmission de la sensibilité et de la volonté : la cellule et la fibre, le centre ganglionnaire et le cordon nerveux. La division des centres nerveux en centres d'impression, d'action, d'arrêt, et en centres psychiques, est commune aux animaux et à l'homme ; des variations de position et de volume créent seules des différences, dont la valeur est encore mal appréciée.

On conçoit du reste qu'il soit difficile, sinon impossible, d'étudier chez des animaux, souvent très petits, les excitants de la substance nerveuse, la fatigue nerveuse, la vitesse de la transmission nerveuse ; même pour l'homme, ces chiffres donnés par divers expérimentateurs ne sont pas concordants ; Maury indique 30 mètres par seconde pour la transmission nerveuse chez l'homme, Richet, 50 mètres, Helmholtz, 60 mètres, Kohrausch, 94, et Bloch, 132.

L'époque de la dégénération et de la régénération des nerfs sectionnés a été étudiée chez quelques espèces animales ; mais, ici encore, les résultats ne sont pas positifs ; en général, chez les mammifères, le nerf coupé reprend son activité fonctionnelle au bout de quatre ou cinq semaines ; cette activité ne reprend chez l'homme qu'au bout de douze à quinze mois.

Qu'il nous suffise de dire que l'ensemble de la masse nerveuse comparativement au volume et au poids du corps, est plus considérable chez un grand nombre d'animaux que chez l'homme.

CHAPITRE II

Différences entre les animaux et l'homme. — Rajeunissement, régénération, émission de lumière et d'électricité, sécrétions de défense.

Il nous reste, après avoir énuméré les ressemblances qui existent entre les tissus corporels chez l'homme et chez les animaux, à montrer les différences. Les tissus animaux présentent, en effet, chez certaines espèces, des propriétés qu'on ne retrouve pas chez l'homme; tels sont le rajeunissement, la régénération, l'émission de lumière et d'électricité, les sécrétions de défense.

Le rajeunissement est une opération merveilleuse qui s'effectue, chose plus merveilleuse encore, seulement au bénéfice du malade; un animal est vieilli, il s'est épuisé en se donnant une longue suite de générations, dont les derniers venus sont chétifs et malingres, il sent le besoin de se rajeunir. Que fait-il? Il cherche un congénère sans doute jeune et bien portant, s'accole à lui pendant un certain temps en prenant une partie de sa substance, de son *micro-*

noyau; en échange, il lui abandonne une portion de même quantité, mais non de même qualité, de son organisme ; il lâche ensuite son rajeunisseur et repart plus vivant que jamais, recommençant à travailler, comme on voudrait le faire chez nous, à la repopulation. Quelle est l'espèce animale qui procède ainsi ? demandera-t-on. Des infusoires ciliés, c'est-à-dire des êtres placés comme nous au sommet d'une échelle, celle des protozoaires, et presque des métazoaires.

Il ne faut pas faire fi du rajeunissement parce que ce sont des êtres microscopiques qui l'exercent. Les nains de l'animalité, si petits qu'une gouttelette de liquide en contient plusieurs millions, ont excité l'admiration de tous ceux qui les ont étudiés. Leuwenhoek, qui les découvrit le premier, grâce au microscope dont il est l'inventeur, était en extase devant les infusoires ; il croyait leur avoir trouvé des vaisseaux, des nerfs, des muscles, toutes choses qu'on ne revoit plus, mais qu'on reverra un jour, peut-être ; il en est souvent ainsi dans la science. Quoi qu'il en soit, ces animalcules, très résistants, puisque à 6600 mètres au-dessous du niveau de la mer on en compte déjà cent seize espèces et que dans le résidu de la fonte des glaces on a vu cinquante espèces encore, différentes, offrent une richesse d'organisme tout à fait rare. Ils présentent tous les modes connus de reproduction, scissiparité, bourgeonnement, hermaphrodisme, sexualité séparée, ils sont d'une élégance remarquable comme couleur, comme forme et

comme ornementation, ils ont des carapaces solides, calcaires ou siliceuses. Il en est qui n'ont pas moins de quatre estomacs distincts; Ehrenberg prétend en avoir vu ayant deux cents estomacs, ils possèdent tous les genres de locomotion, ils nagent, se tortillent, rampent, tournoient, ils réalisent presque le mouvement perpétuel qui s'est réfugié chez nous dans un seul organe, le cœur, car, au moyen de cils vibratiles, toujours actifs, ils pourvoient à tous les besoins de l'organisme, respiration, circulation, enfin locomotion à laquelle aide parfois une queue plus ou moins longue.

La reproduction des membres et des organes est un phénomène non moins admirable que celui du rajeunissement, il est plus répandu que ce dernier, puisqu'on le constate chez presque tous les invertébrés, il est surtout facile à constater chez les articulés, insectes, crustacés, etc., et même chez les vertébrés dits inférieurs, batraciens, sauriens, etc.

La reproduction des membres se fait soit à la suite d'un accident, soit à la suite d'une section volontaire effectuée par l'animal lui-même pour échapper à l'instrument ou à la main qui le retient prisonnier; mais cette section n'est pas faite au hasard, comme on pourrait le supposer, elle a, comme on dit en chirurgie, un lieu d'élection et un manuel opératoire très simple. Par un mécanisme ingénieux que nous décrirons dans les moyens de défense de l'animal, la section est

produite en utilisant les lois mécaniques du levier; mutilez, par exemple, l'extrémité d'une des pattes d'un crabe, on le voit s'amputer plus haut lui-même, spontanément et avec ses autres pattes, rejeter au loin le membre mutilé; c'est qu'au lieu d'élection de la section, il existe une membrane protectrice qui, isolant le reste du corps de la partie pouvant être supprimée, oppose ainsi une résistance matérielle à une hémorragie — je dis hémorragie, car tout être vivant a du sang — qui pourrait tuer rapidement l'animal. Voilà des opérateurs qui se passent de pinces à artères, de scalpels et d'antisepsie. Être à soi-même son propre chirurgien, quel rêve! On serait sûr ainsi de ne subir que les opérations indispensables.

Les lieux d'élection de section varient pour les races et pour les organes; le têtard menacé, par exemple, se brise lui-même exactement en son milieu pour se reconstituer ensuite, etc.

Les réparations d'organes sont aussi des plus curieuses; un échinoderme, l'holothurie qui a la forme d'un boudin, souvent fort volumineux, quand elle est saisie par un autre animal, se vide instantanément de tous ses viscères, pourtant en assez grand nombre, de façon à diminuer brusquement de volume pour échapper à l'ennemi qui croit la tenir, et tous les viscères se reproduisent en eux-mêmes. L'hydre d'eau douce est souvent retournée par des malins observateurs, la muqueuse de sa cavité digestive se trouvant en dehors, remplacée en dedans par son tégu-

ment externe ; cette muqueuse stomacale est
douée d'un pouvoir digestif puissant, l'hydre
d'eau douce est renommée par sa gloutonnerie ;
l'animal ainsi retourné n'a plus qu'un idéal, se
remettre à l'endroit ; il y arrive parfaitement,
après quelques instants d'efforts ; quel est celui
de nous qui pourrait en faire autant pour son
organisme ? Mais, si le retournement est maintenu au moyen d'un fil traversant les téguments
interne et externe, l'hydre se résigne, se reforme
un estomac suffisant à ses besoins alimentaires,
et vit ainsi dans son nouvel état sans paraître
en souffrir.

Le pouvoir de faire de la lumière est commun
à un grand nombre de races animales, les infusoires, les méduses, les astéries, les mollusques,
les néréides, les insectes, les crustacés et
même les poissons. Non seulement ces animaux
engendrent la lumière, mais ils multiplient les
effets du phénomène, ce sont tantôt des plu-
mets lumineux, des jets d'étincelles, tantôt des
disques roulant leur lumière tranquille.

La production de lumière paraît absolument
soumise à l'action de la volonté ; l'animal s'é-
teint, se rallume à son gré, modère ou accentue
l'éclat de son phare. Cette lumière est en général d'une grande intensité. Sibylle de Mérian,
la naturaliste qui observa la première les métamorphoses des lépidoptères, écrit qu'à Java,
elle lisait la gazette à la lueur émise par la tête
d'un papillon de nuit, le *fulgore*.

Cette émission de lumière peut être rangée parmi les moyens d'adaptation chez les poissons des grands fonds ; les *stomias* étincellent de lumière ; les *malacostères* s'éclairent avec deux phares placés sur le devant de leur tête ; ce pouvoir lumineux n'est pas cependant général chez les poissons vivant dans les profondeurs marines, privées de la lumière solaire ; l'un d'eux, par exemple, le *bathypteroos*, se guide dans l'obscurité au moyen de longs tentacules, sortes de bâtons tactiles. La propriété lumineuse phosphorescente est due à la sécrétion d'un liquide visqueux qui suinte à la surface des masses musculaires dans un organe particulier duquel nous sommes hélas ! privés.

La production d'électricité est moins répandue que celle de la lumière ; elle est surtout puissante chez quelques poissons, le groupe des raies, et facilement observable chez le silure, la torpille, le gymnote ; l'appareil qui sert à la production des décharges électriques est comparable, comme disposition, à nos piles ; l'émission du courant est volontaire et l'animal peut varier l'intensité de la décharge. On a longtemps gardé au Muséum un gymnote fort aimable, paraît-il, qui, se prêtant volontiers aux expériences, modérait avec bienveillance ses décharges, afin de ne jamais blesser ses expérimentateurs.

Ces décharges peuvent être en effet dangereuses pour de gros animaux et même pour l'homme.

A ranger encore parmi les propriétés dont jouissent les tissus des animaux, à l'exclusion de ceux des hommes, la possibilité de sécréter des substances inorganisées, afin de servir à certaines constructions. Beaucoup d'articulés, des mollusques, des vers, quelques rares vertébrés, comme les salanganes (hirondelles de Chine), tirent ainsi d'eux-mêmes des matières de nature diverse. Tels sont le fil des araignées, la soie de tous les insectes qui se font des cocons, la cire dont les abeilles et les guêpes construisent leurs alvéoles, etc.

CHAPITRE III

**Physiologie de l'homme et physiologie de l'animal.
Leurs différences.**

S'il y a presque identité entre l'anatomie de
l'homme et celle des animaux, il n'en est plus
de même en physiologie : chaque race animale
se coupe pour ainsi dire dans ces tissus communs un vêtement à sa taille, la structure, l'or-
donnance, le développement des organes
devant s'adapter au milieu et aux nécessités de
la lutte pour l'existence. Chez tous les animaux
sans doute se retrouvent les mêmes fonctions
vitales, respiration, circulation, nutrition, innervation, locomotion, organes des sens, appareil
sexuel ; mais l'homologie morphologique, l'analogie physiologique ne peut cependant être
établie entre l'homme et les animaux, et la
physiologie ne découle de l'anatomie qu'au
point de vue relatif de l'espèce.

Les poumons n'ont aucune concordance ana-
tomique avec les branchies et la vessie natatoire, par exemple. Il est plus impossible

encore de parler d'organes respiratoires analogues aux nôtres, chez les arthropodes, les
mollusques, les vers, toute partie du corps, une
portion de la peau, les pattes, l'intestin, etc.,
pouvant remplir et parfaitement accomplir la
fonction respiratoire.

Notre cœur et le cœur des vertébrés en général n'ont aucune ressemblance avec le vaisseau
dorsal des insectes, ainsi de suite ; mais nous
reconnaissons encore qu'il existe dans le règne
animal des fonctions physiologiques auxquelles
notre race humaine n'a pas droit, telles sont
l'hibernation, la réviviscence, la sécrétion
faite au point de vue de la défense, sécrétions colorées, odorantes, corrosives, vénéneuses, etc.

Nous ne décrirons pas ici la fonction respiratoire et les différents appareils qui sont
chargés de l'accomplir, nous contentant de faire
remarquer que beaucoup d'êtres sont mieux
outillés que l'homme, pour la prise dans leur
milieu de cet oxygène indispensable à la régénération du sang. Les poissons, par exemple, outre
les branchies dont la surface respiratoire est
très étendue, possèdent une poche de forme
allongée et remplie de gaz, la vessie natatoire.
Cette vessie n'est pas seulement un appareil
hydrostatique permettant à l'animal de se maintenir en équilibre dans l'eau, à des hauteurs
variables ; il lui est encore possible de fonctionner comme poumons, le poisson pouvant
alors vivre dans l'air. Le *ceratodus*, qui vit

dans la vase, respire avec sa vessie natatoire ; le protoptère et l'épidosaurien présentent, au lieu de la vessie natatoire, deux sacs s'ouvrant dans le pharynx et riches en alvéoles pulmonaires ; ces deux poissons respirent au moyen de leurs branchies, tant qu'ils sont dans l'eau, et avec leurs poumons quand les marais dans lesquels ils vivent sont à sec.

L'appareil respiratoire des oiseaux est, comme celui des poissons, bien supérieur au nôtre ; les poumons, chez eux, communiquent avec d'immenses sacs aériens, poches qui, partant du cou, se prolongent dans tout l'abdomen et s'ouvrent elles-mêmes dans les os, qui contiennent de l'air au lieu de moelle ; l'oiseau respire par tout l'organisme pour ainsi dire : les sacs aériens, en même temps qu'ils allègent le poids du corps et facilitent le vol, forment des réservoirs d'air qui permettent aux oiseaux plongeurs, par exemple, de garder fort longtemps la tête sous l'eau.

Enfin, c'est chez les infiniment petits que nous trouvons le comble de l'art respiratoire qui est non pas de se passer d'oxygène pour respirer, mais de fabriquer soi-même son oxygène, quand le milieu dans lequel on se trouve en est privé : tels sont les animaux qu'on a appelés d'un nom assez mal choisi, les anaérobies.

Les anaérobies, chimistes distingués, s'ils se trouvent dans un milieu oxygéné, s'en contentent et deviennent aérobies, comme nous tous ; si ce milieu ne contient pas d'oxygène libre, ils décomposent, par des procédés que nous ignorons, les substances avec lesquelles ils sont en contact, et libèrent l'oxygène qui leur est indispensable. A peine des animaux, dira-t-on, peut-être des plantes, ces anaérobies, microbes et bactéries. Ce serait pis encore, nous qui mourons si vite des plus faibles viciations de notre atmosphère, si nous étions dépassés en ingéniosité respiratoire même par des plantes!

Le système digestif est à peu près le même chez tous les animaux : il consiste en un tube contractile où les aliments subissent les transformations nécessaires pour devenir propres au renouvellement des tissus de l'organisme. Ce tube est suivant les races plus ou moins contourné, offre plus ou moins de dilatations ou cavités stomacales ; mais toujours il est tapissé de glandes ajoutant, par leurs sécrétions, des actions chimiques aux actions mécaniques, représentées par les contractions musculaires du tube digestif. Toujours aussi ce tube est pourvu d'un orifice d'entrée garni d'appareils variés, chargés de la préhension et de la trituration des aliments. L'orifice de sortie, n'étant pas indispensable, est inutile et nuisible, puisque les animaux qui n'ont qu'une ouverture servant à la fois de bouche et d'anus rendent tout simplement par vomituration les résidus et détritus digestifs, sans que ceux-ci passent par les fermentations intestinales, fermentations qui sont

chez nous la cause de tant de troubles, de mal-
aises, d'intoxications.

Du reste, encore, les différentes parties de
l'appareil digestif sont disposées chez la plupart
des animaux d'une façon plus commode et plus
avantageuse que chez l'homme : la mâchoire
supérieure, immobile dans notre race, est mobile pour un grand nombre d'espèces, par
exemple les reptiles et les poissons, ce qui
permet une plus grande ouverture de l'orifice
buccal.

Les poissons des abysses, surtout, présentent
de larges gueules qui leur permettent d'englou-
tir des proies d'un volume plus grand que leur
propre corps.

Notre formule dentaire est pauvre et nos
dents si mal attachées dans nos gencives que,
bien avant la vieillesse, beaucoup des unités
de cette formule sont remplacées par des zéros.
Les singes, nos voisins, à la mâchoire plus
développée que la nôtre, grâce à la non-soudure
de l'os médian de l'arcade supérieure, l'os
intermaxillaire, ont les dents plus fortes et plus
larges que les nôtres et quelques espèces possèdent trente-trois dents au lieu de trente-
deux.

Le porc jouit d'une mâchoire ornée de qua-
rante-quatre dents. Chez la plupart des rongeurs et chez les éléphants, les dents sujettes à
l'usure réparent leurs brèches par une repousse
constante. Chez les poissons, les lézards, les
serpents, les dents, au lieu d'être fichées comme

de mauvais clous dans le tissu mou des gencives, sont soudées à l'os de la mâchoire et
disposées sur plusieurs rangées ; certains reptiles présentent même des dents supplémen-
taires dans l'œsophage ; dans les derniers jours
de l'année dernière, au nom de M. Vaillant,
M. Milne Edwards mit sous les yeux de ses
collègues à l'Académie une petite couleuvre de
l'Afrique centrale, le *dasypeltis*, surpris au
moment où elle avalait un œuf. Cette couleuvre
avale des œufs gros plusieurs fois comme son
corps ; elle ne les broie pas ; l'œuf arrivé dans
l'œsophage y rencontre une scie longitudinale,
formée par des dents et qui divise l'œuf avalé.

Beaucoup d'animaux portent avec eux une
sorte de garde-manger où sont serrées les réserves alimentaires. C'est la bajoue des singes,
les sacs membraneux et dilatables qui communiquent avec la gueule ou le bec, comme chez
le cormoran par exemple, le jabot des oiseaux,
toute la partie gauche de l'estomac des rumi-
nants : la panse, grenier de fourrages ; le bonnet,
réservoir des liquides.

La supériorité de puissance digestive des
animaux sur nous ne se discute même pas. L'intensité de la nutrition chez les insectes et les
oiseaux est particulièrement admirable et rend
possible une activité musculaire bien supérieure
à la nôtre.

Au point de vue alimentaire, le principe
fondamental est le même pour tous les animaux ; il leur faut à tous un mélange d'aliments

azotés et non azotés ; mais, tandis que notre système digestif bâtard, nous plaçant sur la limite des carnivores et des frugivores, nous oblige à une alimentation mixte, chair cuite et fruits, les animaux sont partagés en trois groupes très francs : carnivores, herbivores et granivores, chaque groupe possédant un estomac et une masse intestinale appropriés à leur nourriture, et ces estomacs animaux font rougir de honte notre estomac malingre à parois minces, à glandes pauvres et toujours prêt à la dypepsie : c'est le gésier des oiseaux, gésier dont les muscles puissants tordent des lames de fer, c'est l'estomac des crustacés, le *moulin gastrique* revêtu de plaques cornées pour broyer les aliments, etc.

L'animal, en outre, en fait de nourriture, n'a pas nos délicatesses, il mange pour vivre et ne vit pas pour manger. L'oiseau, cet intrépide mangeur, est par bonheur privé et de l'odorat et de ces glandes gustatives, annexes superflues du tube digestif, puisqu'elles ne servent qu'à créer la gourmandise ; aussi avale-t-il tout ce qui lui tombe sous le bec : cailloux, viandes mortes ou putréfiées et ce, sans éprouver ces symptômes d'intoxication qui se produisent si aisément chez nous quand un aliment qui n'est pas de première fraîcheur est introduit dans notre appareil digestif réellement insuffisant.

Le système circulatoire, appelé plus justement aujourd'hui *système irrigateur*, dépend exclusivement de l'appareil digestif, le sang étant le produit de l'élaboration des substances alimentaires et le système circulatoire, lui aussi ayant toujours la même fonction, répandre dans l'organisme les matières nutritives, chargées de sa réparation. Ce système irrigateur se compose toujours de canaux et de cavités plus ou moins contractiles faisant l'épandage des liquides sanguins, car tous les animaux ont du sang, c'est-à-dire un liquide plasmatique tantôt simple, tantôt chargé d'éléments figurés, les globules ; ce sang peut être variable comme couleur : rouge, **chez** un grand nombre d'espèces, il devient chez d'autres incolore, jaunâtre, bleu, vert, violacé, etc.; l'idéal sang bleu, apanage, croyait-on, de la race franque, ne se trouve que chez la gent animale.

Quant au système circulatoire, cette machine compliquée, faite : 1° d'un cœur très petit, divisé en cases fermées par des portes mobiles qui finissent toujours par mal fonctionner, ne faisant plus que s'entr'ouvrir à peine pour le passage du flot sanguin, ou laissant toujours ouverte l'ouverture qui doit être close ; 2° d'un système de veines et d'artères suivant le cœur dans ses mouvements, mais nous imposant, par leur manque de souplesse et de discipline, souvent une vieillesse prématurée (ne dit-on pas qu'on a l'âge de ses artères?), cette machine circulatoire donc se retrouve chez beaucoup d'animaux, un peu moins compliquée pour leur bonheur : moins de cavités, cœur plus grand comme chez les insectes et suppression des

artères, le sang circulant dans les lacunes laissées par les interstices des organes. Chez
d'autres animaux, plus sages encore, si chaque
individu a la responsabilité du plan de son
organisme, le système irrigateur est purement
gastrique, il est constitué par des diverticules
en forme de canaux que l'intestin envoie dans
tout le corps et qui ne cessent de communiquer avec l'appareil digestif; le sang circule
alors lentement, sans connaître les tempêtes
cardiaques qu'il est obligé de subir chez les
animaux ayant un ou des cœurs.

CHAPITRE IV

Différences dans le mode de communication entre le principe directeur et le corps. — Modifications de l'innervation dans le règne animal.

Le principe fondamental de l'innervation, comme celui de la nutrition, de la respiration, de la circulation, est le même chez tous les animaux; mais là, par extraordinaire et par malheur, c'est nous autres hommes qui avons voulu simplifier et, faute d'habitude, sans doute, nous n'avons fait que des bêtises.

De quoi se compose le système nerveux? De cellules et de fibres; les cellules nerveuses se massent pour former les centres ou ganglions nerveux, les fibres servent de conducteurs entre les centres et les organes que ceux-ci commandent.

Si le corps de l'animal est rayonné, les centres nerveux forment un anneau d'où partent les nerfs; si le corps est allongé, les centres forment une ou deux chaînes ganglionnaires médianes.

La dissémination de centres isolés semblait

une loi de première nécessité; outre qu'elle
favorise cette spécialisation du travail, spécialisation qui semblait l'idée fondamentale de la
construction de l'organisme humain, elle dimi-
nuait les chances de mort; enfin, dans le cas de
dissémination des centres, un accident, coup,
blessure, maladie, n'atteignant qu'un centre, ne
lésait que lui, les autres continuant à fonctionner.
Quand tous les centres, au contraire, sont loca-
lisés en une masse unique ou à peu près, comme
la masse encéphalique humaine, toute lésion de
cette masse devient aisément mortelle et chacun des centres lésés, fût-ce le moins important, retentit sur ses voisins et les gêne, par
simple compression même, dans leur fonctionnement.

L'homme est en réalité un des animaux les
moins bien partagés sous le rapport du système
nerveux, non seulement au point de vue de la
puissance, de l'activité nerveuse, mais encore
pour le volume, la masse de la substance
nerveuse. Dans les vertébrés même, beaucoup
d'espèces l'emportent sur l'homme par le poids
du cerveau, comparativement au poids du corps;
citons, par exemple, le serin, qui n'est pas
regardé cependant comme un intellectuel de
marque.

La prédominance du cerveau humain sur
toutes les autres parties du système nerveux est
si énorme, si disproportionnée, que ce qui
reste après sa destruction est négligeable, dit
Milne Edwards dans son *Cours d'anatomie et de*

physiologie comparées; or cette prédominance nous place, vis-à-vis des vertébrés, dans un état d'infériorité qu'il est facile de prouver par quelques exemples : les oiseaux, les batraciens, les poissons dont on enlève le cervelet conservent la coordination des mouvements musculaires; bien plus, si l'on enlève à ces animaux le cerveau tout entier, ils ne cessent pas de vivre et d'effectuer les mouvements volontaires avec spontanéité et régularité. La moelle suffit aux fonctions vitales, ce qui n'a pas lieu chez les mammifères et chez l'homme. Les fonctions de la moelle sectionnée se rétablissent facilement chez les poissons et même chez les oiseaux. Flourens, qui a fait des expériences sur le sujet, a vu la guérison survenir chez les oiseaux après la section complète de la moelle épinière. Cette moelle épinière est d'ailleurs chez les oiseaux et certains mammifères, ainsi que le prouvent de récentes expériences, riche en centres coordinateurs, pouvant suffire, même en l'absence du cerveau, à des mouvements de fuite ou de défense. M. Tarchanof a expérimenté sur le canard et les oiseaux plongeurs, M. Laborde sur le chat, M. Chauveau sur le cheval.

Si, chez des canards, la section de la moelle est faite au niveau de la quatrième vertèbre cervicale, puis qu'on lie en masse en dessus et qu'on sectionne ensuite la tête au niveau de la troisième vertèbre, l'animal soumis à la respiration artificielle et placé sur une tige horizontale exécute divers mouvements : vol, mouvement de la queue; si on le place sur l'eau, il s'y maintient, nage et progresse; si on le touche pendant qu'il est en mouvement, il s'arrête, et, quand il est au repos, il se remet en mouvement. Pendant une heure ou deux, on observe les mêmes phénomènes qui se reproduisent du reste avec moins d'intensité chez le chat et le cheval soumis à la décapitation scientifique avec ou sans respiration artificielle; le cheval, si on le touche, par exemple, donne des ruades.

Chez nous, des lésions ou blessures même curables du cerveau nous plongent dans un état comateux qui nous laisse sans défense.

Tous les animaux du reste qui ont essayé de cette concentration céphalique ont eu à s'en repentir au point de vue de la vulnérabilité. Chez les insectes, la section du cerveau entraîne rapidement la mort, tandis que la division de la chaîne ganglionnaire n'entraîne même pas la diminution de la durée de la vie; les mollusques en général ont un ganglion sous-œsophagien, tenant lieu de cerveau; ils sont très vulnérables en ce point; les céphalopodes sont dans le même cas : tous les pêcheurs attaqués par des pieuvres essayent de tuer l'animal d'un coup de couteau au front pour atteindre le cerveau.

La diffusion de la force nerveuse est au contraire excessivement utile à un organisme, et cette diffusion est tellement évidente chez un grand nombre d'animaux, que certains physiologistes, comme Prochaska. ont pu admettre une substance nerveuse. une *vis nervosa* répandue partout.

« Le muscle se meut sous l'influence d'une puissance excitante dont la plus importante est la névrilité, c'est-à-dire une force vitale développée par le système nerveux; mais on conçoit que cette force vitale s'exerce autrement, quoique volontairement, par un autre moyen.

« Tous les mouvements propres des êtres animés, dit Milne Edwards (*Leçons de physiologie et d'anatomie comparées*, vol. XIII, p. 2), résultent d'un rapprochement temporaire entre deux parties vivantes qui reprennent leur position primitive, et l'aptitude à faire varier ainsi la distance qui les sépare, constitue la faculté désignée sous le nom de contractilité... Chez les animaux les plus inférieurs, elle paraît appartenir à toutes les molécules organisées et douées de vie, la contractilité chez d'autres races devient la propriété d'un tissu, le tissu musculaire... »

Cette diffusion du système nerveux, de quelque nom qu'on l'appelle, contractilité ou *vis nervosa*. n'en constitue pas moins un phénomène, donnant aux races qui le possèdent une incontestable supériorité, puisque, chez elles, le mouvement n'exige pas, pour se produire, ce tissu nerveux, le plus vulnérable des tissus, étant données sa constitution chimique et sa difficile réparation. Chez les insectes, il y a des muscles qui paraissent manquer complètement de nerfs et dont les moindres fragments continuent cependant à se contracter d'une façon rythmique, même après avoir été détachés de l'organe dont ils faisaient partie.

M. Faivre a constaté que, chez certains insectes, les muscles de l'organe qui tient lieu de cœur, le vaisseau dorsal, se contractent, quoiqu'ils ne présentent pas d'indices de nerfs. Enfin, sous le rapport de la néoformation des cellules nerveuses, nous pourrions être placés au bas de l'échelle animale, si échelle il y a ; les physiologistes admettent que les centres nerveux ne se régénèrent pas chez nous; or, même chez notre voisin le singe, cette régénération est possible. Le 19 février 1898, M. Vitzon, de Bucarest, fit l'ablation totale des lobes occipitaux d'un singe, ce qui amena la cécité complète de l'animal; mais, quatre mois après l'opération, le singe donnait des signes de perception visuelle ; quelques mois plus tard, il redevenait capable de se conduire. Le 24 avril 1895, les trous de trépan qui avaient servi à l'opération étant rouverts, M. Vitzon constatait que tout l'espace laissé vide était rempli par une substance dans laquelle il reconnut la présence des cellules nerveuses pyramides et des fibres nerveuses.

Le sommeil, ce reconstituant de la force nerveuse, semble commun à toutes les races animales ; mais on peut dire d'une façon générale

qu'étant donnée la dissémination nerveuse, le
surmenage des centres est moins grand et le
sommeil est moins profond, moins prolongé chez
l'animal que chez l'homme : certains mammifères, comme le cheval, l'éléphant, ont le sommeil
remarquablement court.

CHAPITRE V

**Notre sensibilité générale et nos sens comparés
à la sensibilité et aux sens des animaux.**

De la faiblesse, de l'insuffisance de notre système nerveux comparé au système nerveux des
animaux, découlent d'une façon naturelle la faiblesse et l'insuffisance de nos sens, en même
temps que, par une sorte d'inconséquence de
notre organisme, nous avons une sensibilité
excessivement vive à la douleur, on pourrait
dire au plaisir peut-être, si les occasions de plaisir n'étaient pas si rares dans la vie.

En effet, la sensibilité générale est une œuvre
de centralisation des sensations, et cette concentration des sensations est rapidement faite
chez nous, grâce à la condensation, en un bloc
encéphalique, de la masse nerveuse; chez les
animaux, au contraire, les centres nerveux étant
disséminés, la concentration des sensations se
fait lentement, mal, et beaucoup de sensations
douloureuses restent chez eux en l'état que les
philosophes appellent *subconscience*, état que

certains phénomènes observés chez les hystériques font bien comprendre. « Je pince fortement une de mes malades hystériques dont la sensibilité générale est subconsciente, dit M. Pierre Janet, le physiologiste psychologue bien connu, elle ne sent rien et n'accuse aucune douleur; par une éducation patiente, en lui faisant remarquer mon geste quand je la pince, la torsion de sa peau qui change de couleur, etc., je peux l'amener à concentrer ses sensations et à sentir la douleur; mais cette habitude de concentration n'étant pas prise, elle disparaît quand je ne suis plus là, il y a de nouveau insensibilité. »

Cette insensibilité précieuse, exceptionnelle chez nous, est ordinaire chez les animaux; c'est elle qui lui permet de subir, sans avoir besoin de l'insensibilité artificielle et dangereuse provoquée par les anesthésiques, les mutilations les plus graves; leur résistance aux blessures, à la mort en est augmentée d'autant et la réparation des lésions est bien plus facile, parce qu'elle ne s'accompagne pas de ce sentiment de douleur qui trouble chez nous toutes les fonctions essentielles et provoque l'insomnie persistante.

Il est difficile, impossible même de comparer d'une façon exacte les sens animaux aux nôtres, au point de vue de l'intensité; on peut noter au moins des dispositions ingénieuses. Le pavillon de l'oreille est mobile chez tous les animaux dont l'oreille externe est douée de cet appendice. La conque forme un cornet acoustique qui recueille le son. Chez le cheval, dix muscles bien distincts font mouvoir le pavillon de l'oreille, sur laquelle il s'applique à sa partie externe. Ce pavillon se rabat en volet sur l'orifice de l'oreille chez certains animaux pendant le vol ou la marche rapide.

Chez la plupart des poissons, pour favoriser la transmission des ondes sonores à l'oreille interne, la vessie natatoire qui joue alors le rôle de caisse résonnante, communique avec le vestibule membraneux par une colonne de petites pièces solides ou par un canal tubuleux. On peut juger de l'ingéniosité du procédé, au moyen de l'appareil de Colladon : une caisse remplie d'air est plongée dans l'eau et vient s'appliquer par sa partie tubuleuse à l'oreille de l'observateur ; les bruits s'entendent alors à 14 000 mètres, avec autant d'intensité qu'ils en avaient à 200 mètres quand la tête était simplement immergée.

Le sens auditif peut enfin s'exercer par des organes qui n'existent pas chez nous : taches auditives, poils et antennes qui deviennent ainsi des oreilles pédiculées et mobiles.

Les modifications de la vue sont admirables chez les animaux ; pour certains d'entre eux, la lumière est sentie, perçue par toute la surface de la peau *photestésie*.

Le type de notre œil, la chambre noire, se retrouve dans un grand nombre d'espèces animales, mais avec des perfectionnements, soit comme nombre et situation de cet organe, soit comme construction et innervation.

Les yeux sont au nombre de quatre paires chez la plupart des arachnéides ; les scorpionides ont douze yeux au plus, huit au moins comme le scorpion. Chez les sangsues, il y a cinq paires d'yeux ; les étoiles de mer ont un œil à l'extrémité de chaque rayon ; les médusaires ont une ombelle bordée d'yeux ; chez certains ptéropodes et mollusques, comme les pectens, les spondyles, etc., les corps globulaires brillants colorés, qui semblent des perles à la frange du manteau, sont des yeux.

D'après Leuckart, les taches pigmentaires qui se trouvent sur la peau des poissons et des sauriens sont souvent des yeux. Il y aurait ainsi chez le *Chauliœdus Sloani* et les stomias plusieurs centaines d'yeux accessoires, répandus sur la tête, l'appareil operculaire et le ventre.

Les yeux sont pédonculés chez la plupart des articulés, de façon à pouvoir changer aisément la direction de la vue. Des yeux se trouvent à la queue des tubiformes ; ils sont placés sur le dessus de la tête chez les plagiostomes. Les insectes possèdent un type d'yeux, le type rétinien, soit lisses, soit à facettes, dont nous connaissons mal les effets. Étant donnée la perfection organique des articulés en général, ces yeux rétiniens peuvent être supposés d'un usage avantageux. Le nombre des facettes varie suivant les espèces ; chaque œil de fourmi présente cinquante facettes ; on en compte quatre mille six cents chez la mouche commune, dix-sept mille trois cent cinquante-cinq chez le papillon, vingt-quatre mille cinquante-huit chez la mordelle.

Dans les vertébrés même, ces compagnons d'infortune organique de l'homme. l'œil, sans offrir la richesse de vision des invertébrés, est mieux organisé que le nôtre ; dans bien des races la couleur est plus variée ; tandis que nos yeux sont bleus, bruns ou noirs, avec quelques combinaisons de nuances intermédiaires, on trouve le jaune vif, le rouge dans les yeux de l'oiseau, le violet, l'argenté dans ceux du poisson, etc.

L'appareil lacrymal et l'appareil palpébral ont été remarquablement moins bien soignés pour nous que pour l'oiseau, admirablement doué sous le rapport de la vue. L'œil est protégé chez celui-ci par trois paupières : la paupière inférieure, très longue et très mobile, est renforcée par une lame cartilagineuse, l'accommodation est rendue plus parfaite par des muscles attachés à un cercle osseux, placé dans la choroïde ; la vue excellente est très longue ou très courte, et ce, probablement à volonté, car ce sont des muscles striés qui meuvent l'œil de l'oiseau, tandis qu'en vertu de ses muscles lisses, notre œil n'a que des mouvements d'accommodation involontaire.

Tous les animaux ovipares, reptiles, poissons, batraciens, les céphalopodes même, présentent des dispositions visuelles analogues à celles des oiseaux ; chez tous on retrouve le *peigne*, prolongement en éventail du nerf optique, jusqu'au cristallin, et le *tapis*, couche colorée située à la partie postéro-externe de la choroïde ; on connaît mal les effets du *tapis*, qu'on retrouve chez un grand nombre de mammifères : chien, loup, bœuf, chat, etc., avec des couleurs variables ; le *tapis*, qui est phosphorescent chez le chat et un grand nombre de carnassiers, est chargé de recueillir les rayons lumineux et permet probablement la vision nocturne.

Comme avantage encore chez les poissons osseux, les nerfs optiques ne sont pas entrecroisés comme chez nous ; ils sont indépendants et la perte d'un œil ne compromet pas la vision de l'œil suivant.

Enfin, la régénération du cristallin, problème toujours cherché et jamais résolu chez l'homme, a été réussie expérimentalement, même chez les mammifères (expériences de Cocteau et de Leroy d'Étiolle).

Le tact, le plus important des sens après la vue, est, sinon richement, du moins suffisamment développé chez les animaux ; tous ceux qui comme nous ont la peau nue, ont une surface tactile étendue, ce qui n'est pas un avantage très grand du reste, la peau nue donnant surtout des sensations tactiles douloureuses. Les animaux revêtus de peaux épaisses, garnies de poils, d'écailles, de plaques calcaires, ont évidemment des surfaces tactiles plus bornées ; mais les corpuscules du tact se multiplient chez tous dans les organes qui peuvent et doivent servir à mettre l'animal en communication avec les corps ambiants : lèvres, nez, ailes, pattes, etc. Chez les invertébrés, les tentacules, les antennes, les cirrhes, les trompes, les pieds, presque tous leurs appendices enfin, sont des organes parfaits de tact. Parmi les vertébrés, les poissons ont un tact très développé aux lèvres, aux barbillons, aux appendices cutanés et pêcheurs, aux nageoires. Les oiseaux ont des corpuscules de Paccini dans le bec et dans la peau des doigts. Les chats, les ratons laveurs, etc., ont comme nous ces mêmes corpuscules à la partie inférieure des doigts de leurs pattes. La queue prenante des singes est douée d'un tact très sensible, grâce encore auxdits corpuscules ; le groin du porc, la trompe de l'éléphant, l'extrémité de tous les museaux sont des organes d'un tact excellent. Les poils des oreilles chez les animaux servent au tact; le bas des ailes des chauves-souris est si bien garni de corpuscules tactiles, que l'animal, dans la nuit la plus profonde, et même aveuglé, sait éviter tous les obstacles comme s'il voyait distinctement.

Certains poils, les moustaches des carnassiers par exemple, servent au tact. Un chat auquel on bande les yeux marche sans se cogner aux obstacles, grâce à ses moustaches; dans les mêmes conditions, si on lui coupe cet ornement utile, il se heurte à tout ce qui s'oppose à sa marche.

Quant à l'odorat, il est évident qu'il est plus développé chez la plupart des animaux que chez nous. Ce sens est diversement placé chez les invertébrés : chez les insectes, par exemple, les antennes, le bord des stigmates, les trachées servent à l'odorat. Huber pense que l'odorat si perfectionné de l'abeille réside dans la cavité de la bouche. Chez les oiseaux, la vue merveilleuse supplée pour ainsi dire à tous les sens; l'odorat est peu développé, excepté cependant chez les palmipèdes et les échassiers. Chez les autres vertébrés, le développement de la pituitaire et la complexité des cornets créent aux animaux de la plupart des groupes une supériorité olfactive incontestable sur l'homme. Le chien et l'éléphant ont des odorats d'une intensité célèbre. Sans doute, l'odorat est pour nous en décadence ; on le retrouve avec l'activité qu'il possédait en l'homme sauvage chez l'aveugle. Le chirurgien anglais Wardrop cite l'observation d'un aveugle qui, dans un groupe de personnes connues, constatait par l'odorat la présence d'un étranger ; quand il voyait un individu pour la première fois, il lui flairait le bras ou une autre partie du corps, témoignant d'après sa sensation olfactive sa sympathie ou son antipathie, et en tout cas reconnaissait ensuite à l'odeur la personne flairée.

L'habitude fait naître le goût; c'est dire que ce sens n'a pas dans toutes les races animales l'activité maladive, la perversion auxquelles il a atteint chez nous ; moins intense mais plus sage, le goût a pour objet principal, chez l'animal non domestiqué, de discerner l'aliment utile du nui-

sible. Cependant chez les animaux suceurs et
lécheurs, le goût, sens de luxe, est très développé; les oiseaux à langue charnue sont sen-
sibles aussi aux saveurs agréables et chacun sait
combien il est facile de faire naître la gourmandise et la gourmétise, si je puis m'exprimer
ainsi, chez les animaux du tempérament le
plus sobre par nature.

CHAPITRE VI

La locomotion dans le règne animal
et dans l'espèce humaine.

Nous sommes forcés de devenir de plus en plus modestes, à mesure que nous avançons dans ce travail. La faiblesse de nos moyens de locomotion, comparée à la puissance de ceux des animaux, est surtout humiliante. Tandis que le quadrupède naissant marche et nage, il faut nous apprendre, à nous, à marcher; il se passe dix-huit mois à deux ans avant que nous puissions, très imparfaitement, nous tenir sur les jambes pour faiblement progresser, et ceux-là sont les heureux. Les exemptions au service militaire se sont abaissées en 1898 à 8 pour 100; de ce chiffre assez faible, les cas d'exemption se rapportant à la mauvaise conformation des jambes forment le quart, soit 2 pour 100 environ : ainsi, sur les vingt-cinq mille exempts, se trouvaient mille quatorze individus privés de l'usage des jambes, soit de naissance, soit par maladies, accidents ou blessures et huit cent qua-

rante-six atteints d'incurvation des membres
inférieurs ou de pieds bots; outre ces deux
mille exemptés, onze cent vingt-sept pré-
sentaient diverses déviations de la colonne
vertébrale, déviations qui ont pour cause
principale la station verticale, et dans cette
statistique ne sont pas comptés les désé-
quilibrés des jambes, ceux qui ne sont
pas absolument maîtres de leurs mouvements de marche, ne savent pas combiner selon
la tradition humaine les différentes positions du
corps de façon à maintenir un équilibre stable;
beaucoup de ceux-là, qu'on espérait réformer
par l'exercice, sont renvoyés plus tard dans leurs
foyers et laissés à leur impénitence finale. Nous
ne considérons ici que les jeunes gens de vingt
ans; plus tard, les infirmités du membre inférieur
s'exagèrent de telle façon qu'il n'est pas, dans
un groupe d'hommes de cinquante ans, une
personne sur dix ayant conservé une marche
normale. De plus, la station droite, outre qu'elle
force les muscles des jambes à déployer, pour
supporter le corps en état perpétuel de balan-
cement, une énergie très grande, rend la circulation sanguine difficile; la hauteur de la colonne
sanguine étant énorme dans la station verticale
et le sang ayant à lutter, dans cette position,
contre la pesanteur, pour progresser vers les
parties les plus élevées du corps, il s'ensuit que
les stases sanguines dans les viscères inférieurs,
les viscères abdominaux surtout, sont fréquentes
et que l'irrigation insuffisante du cerveau, ané-

mic cérébrale, est commune aussi dans notre espèce.

Nous ne pourrions même pas adopter la station et la marche quadrupède, qui serait pénible, au moins pour les premières générations, étant donnée l'articulation de la cuisse sur le bassin. Nous sommes donc affligés à perpétuité de la station verticale qui nous force d'apprendre à marcher et à nager, deux actes que tous les quadrupèdes accomplissent naturellement; on voit même de grands vertébrés, comme le tigre, l'hippopotame, faire en nageant d'assez longs voyages. Le saut est un tour de force chez nous; il est accompli dans la perfection par les rongeurs, les batraciens les félins, les quadrupèdes carnassiers, en général, et les marsupiaux : ceux-ci ont la marche bipédale comme nous, mais s'accomplissant par bonds, et la distance franchie par chacun de leurs sauts est de plus de 5 mètres.

La force absolue du quadrupède est aussi bien plus grande que celle de l'homme ; le cheval est sept fois, selon les uns, quatorze fois selon Schulze, plus vigoureux que nous. La plus grande charge qu'un homme puisse soulever pendant quelques minutes à peine est de 145 kilogrammes ; ce poids s'abaisse rapidement, si l'homme chargé doit marcher en même temps qu'il porte sa charge sur un terrain plat, cette charge ne dépasse pas 60 kilogrammes, et l'on suppose chez l'homme en expérience un maximum de vigueur bien rarement atteint.

Le cheval de trait porte pendant plusieurs heures, d'une façon quotidienne, 100 à 170 kilogrammes ; le chameau, de 300 à 450 kilogrammes ; l'éléphant, de 6000 à 8000 kilogrammes. Le quadrupède lui-même est dépassé en vigueur par l'invertébré ; il semblerait que plus on s'éloigne de l'homme, plus le mécanisme corporel se raffermit: un hanneton développe vingt fois plus de force absolue qu'un cheval, la donacie porte quarante-deux fois le poids de son corps.

Que devient le saut des félins et des marsupiaux auprès de ceux des insectes qui s'élèvent à plus de deux cents fois la hauteur de leur corps? Nous marchons avec peine la tête en haut; mais des vertébrés, dits inférieurs, les geckos et sauriens du même groupe, peuvent courir la tête en bas, en posant sur la surface la plus lisse leurs pattes armées de ventouses; le même exercice n'est qu'un jeu pour la mouche commune.

La variation des moyens de locomotion dans le règne animal, l'homme excepté, est véritablement admirable : vol, natation, reptation, saut, grimpement, etc., s'exerçant par des appareils d'adhérence, de glissement, de crochets, de ventouses compliquées, d'organes préhenseurs, suspenseurs, de disques céphaliques et dorsaux aidant à la reptation, en faisant fonction de ventouses, de queues prenantes, quelquefois garnies d'ongles et devenant un cinquième membre chez un grand nombre de quadru-

pèdes : rongeurs, quelques carnassiers, marsupiaux, caméléons, etc.

Les oiseaux sont bien mieux organisés encore pour la locomotion que les quadrupèdes ;
les pattes servent au saut, à la course, à la natation, quand elles sont rameuses ou palmées ;
certains oiseaux se servent pour nager aussi
de leurs ailes.

La vitesse du vol est en général très grande :
les cailles en une nuit franchissent 200 kilomètres. Buffon cite un faucon des Canaries qui,
envoyé au duc de Lerne, retourna de l'Anda-
lousie à l'ile de Ténériffe (250 lieues) en seize
heures ; un faucon appartenant à Henri II, lancé
dans la forêt de Fontainebleau, fut retrouvé le
lendemain à Malte.

Les poissons sont aussi bien organisés que les
oiseaux pour progresser dans leur milieu ; la
nageoire qui sert à une sorte de vol dans l'eau
peut devenir dans l'air une aile, chez quelques
espèces ; d'autres présentent des organes de
fixation (ventouses) et des pattes à crochets,
rayons détachés des nageoires pour servir à la
marche. Mais les moyens de locomotion ou de
fixation sont plus variés encore chez les invertébrés que chez les vertébrés.

L'insecte, par exemple, marche, saute, vole
bien mieux que les vertébrés les mieux organisés sous ces différents rapports.

L'appareil hydrostatique des poissons, la
vessie natatoire, et celui des oiseaux, les poches
pneumatiques, qui permettent à ces animaux,

en faisant varier leur pesanteur spécifique, de progresser de haut en bas et *vice versa*, est perfectionné par l'appareil trachéen des insectes. Quelques-uns de ceux-ci, dont le corps contient beaucoup d'air : cyrins, hydrophiles, etc., peuvent marcher sur l'eau. Le vol se régularise au moyen du balancier et certains insectes qui ne volent pas, comme l'araignée, réalisent la locomotion aérienne à l'aide de fils légers qui voltigent et se fixent à une distance souvent grande de leur point de départ, fils que l'animal suit alors en s'y accrochant. Les pattes des insectes réunissent tous les types connus d'appareils de locomotion et de préhension : rames, ventouses, mains, crochets, etc.

Chez les animaux marins, les modes de locomotion sont ingénieux et variés : l'oursin, qui possède cinq zones ambulacraires, et des quantités d'ambulacres dont les extrémités sont garnies de ventouses, peut progresser dans tous les sens : sur la face, sur le dos, en roulant ; il dispose ses ambulacres en deux groupes, lance un groupe en une seule masse, qui se fixe au moyen des ventouses, entraînant le corps, et l'autre groupe d'ambulacres, lancé plus loin que le premier, dans la direction voulue, se fixe à son tour. Les étoiles de mer se promènent à peu près de la même façon ; la méduse acalèphe progresse par les mouvements d'une cavité contractile, sorte de pompe foulante, qui se vide et se remplit alternativement. L'hydre verte, qui emploie ses huit à douze bras granuleux et barbelés surtout à saisir les aliments nécessaires à son insatiable appétit et qui marche assez mal, s'adresse, comme nous, à des aides pour se transporter sans fatigue d'un endroit à un autre ; elle monte les limaçons fluviatiles, les larves si vives et si légères des friganes ; ce sont là ses deux coursiers ordinaires.

Les annélides s'avancent au moyen de soies chitineuses, ventrales et latérales, implantées dans des rudiments de pieds (parapodes).

Les infusoires, toujours riches, sont pourvus, comme organes de mouvement, de cils vibratiles, liés à la cuticule, cils qui prennent les formes les plus variées : lamelles, rames, pieds, crochets, etc.

CHAPITRE VII

Phénomènes physiologiques propres aux animaux.

Non seulement sous tous les rapports que nous venons d'énumérer : sensibilité générale, sens, locomotion, etc., l'homme est dans un état d'infériorité évidente en comparaison de l'animal, mais il existe encore des phénomènes physiologiques qui semblent spéciaux à certains groupes animaux ; telles sont l'hibernation, la réviviscence, les sécrétions de défense, les métamorphoses.

L'hibernation est un engourdissement de tout l'organisme quand la température ambiante s'abaisse au delà d'une certaine limite, variable suivant les espèces ; c'est un phénomène très commun, qui se retrouve également chez les vertébrés et les invertébrés ; même, les oiseaux, ceux de tous les animaux dont la température est la plus élevée, hivernent. L'homme est condamné à souffrir les froids intenses ; il est vrai que c'est lui qui les supporte le moins facilement et en meurt le plus aisément. Combien on peut regretter pour notre race l'hibernation, quand on voit tout ce que l'hiver moissonne d'humains parmi les enfants, les vieillards, les faibles, les mal nourris, les mal vêtus! L'hiver augmente la misère des pauvres, il complique la vie même des bien portants ; certains organes se surmènent ; les uns, comme la vue, par suite de la fatigue causée par la lumière artificielle, les autres, comme l'estomac, par la dépense alimentaire nécessaire pour produire la chaleur animale, les derniers enfin, comme les poumons, qui reçoivent un air chargé d'acide carbonique et d'oxyde de carbone.

La nécessité de résister au froid a fait naître enfin des milliers d'industries : appareils de chauffage, travail des laines et des fourrures, etc., qui occupent presque la moitié des artisans, industries qui seraient devenues inutiles, si l'homme avait eu la possibilité d'hiverner.

Le phénomène de l'hibernation a été étudié par un grand nombre de naturalistes, parce que le sommeil hibernal peut être produit chez des animaux en expérience, à l'aide du froid.

Pallas a déterminé le sommeil léthargique chez des marmottes, en les plaçant dans une glacière pendant l'été. Saissey obtint les mêmes résultats par le même moyen, chez les hérissons et les loirs.

La température d'hibernation est très variable : le hérisson et la chauve-souris s'endorment sous l'influence d'une température de 6 à

7 degrés au-dessus de zéro ; à la marmotte il faut un froid de 6 degrés au-dessous de zéro pour amener le sommeil hibernal ; les poissons, les batraciens, les reptiles supportent la congélation sans périr ; il en est de même pour beaucoup d'insectes à l'état larvaire ; les chenilles peuvent supporter une température extrêmement basse, 24 et même 42 degrés au-dessous de zéro ; quelques individus, saisis par l'hiver à un état incomplet de développement, hivernent dans leur œuf. Les œufs de la tortue d'Europe, l'*Emys orbicularis*, mettent vingt-deux ou vingt-trois mois à éclore ; au bout de ce temps, l'œuf s'ouvre, l'animal en sort, grandit pendant l'été et, quand l'hiver arrive, retourne dans l'œuf et y passe la saison froide ; un autre reptile, le sphénode, agit de la même façon.

L'hibernation est du reste préparée avec soin par beaucoup d'hibernants ; certains mammifères comme l'ours brun, le blaireau, la marmotte, qui s'endorment dans leurs tanières, garnissent de foin le sol de leur demeure, en ferment toutes les ouvertures, ne laissant ouvert qu'une sorte d'égout qu'ils creusent pour l'écoulement des immondices. D'autres animaux hivernent dans leurs coquilles. Le limaçon, par exemple, dès les premiers froids, cesse de manger, se cache dans la mousse ou dans des trous creusés dans la terre et se blottit dans sa coquille ; il fait alors suinter du bord de son manteau un mucus blanchâtre, riche en carbonate de chaux, qui, se solidifiant, ferme l'entrée de la coquille. L'animal se contracte alors de façon à laisser, entre cette cloison temporaire et son pied, un espace vide. qu'il remplit avec l'air chassé de ses poumons.

La réviviscence est le retour à la vie après une mort apparente, provoquée, soit par la dessiccation de l'organisme, soit par la suspension presque absolue des fonctions, comme dans la congélation. Certains animaux, les tardigrades, les rotifères. desséchés, supportent une température de 100 degrés au-dessus de zéro ; ils peuvent être rappelés à la vie quand on leur fournit l'eau nécessaire au fonctionnement de leurs tissus.

Plusieurs auteurs parlent aussi de la réviviscence de poissons dont le corps avait été raidi par la congélation. Pendant un voyage en Irlande, Gaimard fit dégeler dans l'eau tiède et revenir à la vie des crapauds qu'il avait lentement congelés jusqu'à les rendre raides et si cassants qu'ils ne laissaient pas échapper une goutte de sang quand on les brisait. Le même fait a été observé chez des tritons, des mollusques, des podurelles et des chenilles.

Le capitaine Ross plaça trente chenilles dans une boîte qu'il exposa quatre fois à une température de — 42 degrés centigrades ; à chaque exposition, elles devinrent raides et congelées ; cependant, la première fois, toutes revinrent à la vie, quand on les plaça dans une chambre chaude ; vingt-trois survécurent à la deuxième congélation, onze à la troisième et deux seulement à la quatrième.

« Aucune des hypothèses qui ont été hasardées, dit Milne Edwards, pour expliquer la cause des particularités physiologiques que présentent les animaux hibernants, ne peut être considérée comme satisfaisante »; on en doit dire autant de la réviviscence.

Ne pourrait-on, au moins, supposer que le passage de la vie active à la vie latente, ou suspension de vie chez les animaux soumis à des températures compatibles avec le fonctionnement facile de leurs organes, est un phénomène volontaire et que les animaux passent à l'état de mort apparente, par le même mécanisme employé par les fakirs qui se font enterrer vivants ? Ce qui porterait à le croire, c'est que la suspension de vie active a lieu quand l'abaissement de température ou son élévation (car le tenrec de Madagascar, selon Brugnière, tombe en léthargie pendant la saison chaude) rendent l'alimentation difficile, le froid ou la grande chaleur faisant disparaître les insectes, les fruits, les feuilles, les fourrages qui forment la nourriture ordinaire des animaux dits hibernants ; les carnassiers n'hivernent pas.

Ce qui montrerait encore que le sommeil léthargique est volontaire chez l'animal, c'est qu'il s'établit lentement, l'animal ralentissant peu à peu la vie active, pour passer à la vie latente et préparant par entraînement ses organes à un long repos. Si l'on soumet brusquement un animal dit hibernant à une température très basse, il meurt rapidement ; de même, pour les chenilles, nous voyons, par l'expérience du capitaine Ross, que deux seulement, sur trente individus, survivent aux quatre congélations successives.

Pour terminer ce chapitre des avantages physiologiques accordés à l'animal et refusés à l'homme, disons un mot des sécrétions destinées à la défense extérieure, c'est-à-dire des sécrétions pouvant être rejetées volontairement au dehors de l'organisme afin de protéger celui-ci contre les attaques, sécrétions qui deviennent dans certaines espèces des armes destinées à la lutte pour la conservation de la vie par l'alimentation, toutes les races carnassières étant condamnées, comme la nôtre, à la guerre perpétuelle, afin de s'assurer de la proie vivante. Ces sécrétions de défense ou d'attaque doivent être divisées en plusieurs groupes : 1° sécrétions de mucus destiné à faciliter le glissement de l'animal, donc à en rendre la prise plus difficultueuse ; 2° sécrétions vénéneuses, ayant pour but de donner à la chair des propriétés dangereuses, donc rendant l'animal impropre à l'alimentation et, par là, le faisant peu apprécier comme proie ; 3° sécrétions venimeuses dans des appareils glandulaires diversement placés, sous la peau, chez les sauriens, à la base des dents ou crochets, chez les ophidiens, des pinces et des aiguillons, chez les arachnides et les insectes ; ces glandes à venin peuvent communiquer encore avec des rayons de nageoires, comme chez certains poissons, avec des ongles ;

celte dernière circonstance est réalisée chez un mammifère, l'ornithorynque mâle, pour lequel la glande s'ouvre dans un ongle supplémentaire de la patte de derrière. Ces sécrétions venimeuses sont exceptionnelles chez les mammifères, mais l'ornithorynque est un si exceptionnel mammifère ! La sécrétion venimeuse peut enfin être lancée directement du réservoir qui la contient, telle la physalie ou vessie de mer, qui rejette, sur ceux qui veulent la saisir, un liquide corrosif bleu, causant à l'ennemi des douleurs tellement atroces que l'excès de la douleur même est souvent devenu dangereux.

Citons encore, dans les sécrétions de défense, les sécrétions colorées ou pulvérulentes, destinées à troubler la transparence du milieu ambiant, eau ou air, et par là dérobant à la vue de l'ennemi l'animal attaqué et favorisant sa fuite ; les sécrétions colorantes peuvent avoir encore pour but de changer simplement la couleur de l'animal, de façon à mettre celui-ci en harmonie de teinte avec le fond sur lequel il se trouve et à le rendre presque invisible ; tels sont les phénomènes d'*homochromie* que nous étudierons avec les moyens de défense chez les bêtes. Mentionnons enfin les sécrétions odorantes, généralement fétides, ayant pour but d'exciter le dégoût de l'ennemi supposé, et les sécrétions gazeuses, ayant surtout comme effet de terrifier par la secousse et le bruit ; le bombardier, par exemple, peut produire dix à douze détonations successives.

Les points sur lesquels doit porter l'étude comparative de l'anatomie et de la physiologie, chez l'homme et chez l'animal, exigeraient, nous le savons, des développements considérables ; je dois encore cependant ajouter quelques mots sur les métamorphoses qui sont une des formes de *l'enfance* dans certaines espèces.

CHAPITRE VIII

Métamorphoses et vie sexuée. — Inconvénients de la viviparité.

L'existence, chez tous les êtres créés, peut être regardée comme une série de phases qu'il est aisé de réduire en deux groupes : phase asexuée ou larvaire, phase sexuée. La longueur relative de ces phases est variable suivant les races. La phase asexuée est, en général, longue chez les invertébrés, et semble constituer la vie véritable de l'individu ; la vie sexuée, dévouée à la continuation de l'espèce, est d'ordinaire courte ; l'animal, après s'être accouplé, avoir pondu, avoir préparé, assuré par des précautions minutieuses, ingénieuses, géniales presque, l'avenir et la continuité de l'espèce, ne tarde pas à mourir. Chez les vertébrés, au contraire, la phase asexuée est très courte, la vie sexuée relativement très longue ; mais, dans toutes les espèces, les métamorphoses existent, quoiqu'elles se passent pour ainsi dire à l'état occulte, soit dans l'œuf, soit dans le sein maternel, le fœtus étant une larve chez laquelle le sexe, au moins le sexe absolument indiqué par un appareil bien développé, n'apparaît qu'assez tard ; on pourrait même ajouter que cette phase asexuée se prolonge encore très longtemps chez l'enfant, ou le jeune, dont le sexe ne peut s'exercer, qui n'arrive donc à la période sexuée qu'à l'époque de l'adolescence.

Cette division très naturelle de l'existence terrestre en deux phases, l'une où le sexe n'existe pas, ou du moins n'existe qu'à l'état rudimentaire, cellules ou organes, l'autre où le sexe est servi par des organes actifs, a été défigurée par l'interprétation que nous en donnons. La période asexuée *larvaire* est considérée comme devant entraîner pour l'être qui la subit un état d'infériorité physique et intellectuelle, ce qui n'existe pas ou n'existe que chez les mammifères, lesquels sont l'infime exception, le nombre dérisoire, par sa petitesse parmi les êtres créés.

En effet, les espèces de mammifères, comparées même aux autres espèces de vertébrés, sont peu nombreuses : on en compte deux mille sept cents espèces environ, encore certaines de ces espèces ne sont-elles plus représentées que par des types isolés, gardés dans un intérêt scientifique. En Suisse, seulement en cinq siècles, cinq espèces de mammifères, castor, loup, cerf, etc., ont totalement disparu. Les poissons connus, et combien d'espèces des bas-fonds échappent à nos classifications, quoique bien plus nombreuses que les espèces mammifères, sont encore seulement représentés par huit mille espèces environ.

La longue sexualité, l'état parfait comme on l'appelle, n'est donc pas pour une espèce ou un groupe une garantie de conservation L'état larvaire, asexué, qui forme la plus grande partie de la vie chez beaucoup d'invertébrés, n'exclut pas non plus le développement intellectuel. Dupont de Nemours, auteur de beaucoup de mémoires contenant des observations fines et judicieuses sur les facultés des bêtes, a cru ne pouvoir expliquer les actes accomplis par les insectes nidifiants par exemple, qu'en supposant que ces animaux, lorsqu'ils sont à l'état de larves, sont très intelligents, se rendent bien compte de la nature de leur demeure et en conservent toujours un souvenir si fidèle, qu'après leur passage à l'état sexué, ils ont le désir de préparer des demeures semblables à leurs descendants, et par un effort de raison se conduisent en conséquence, ce qui suppose chez ces larves une puissance d'entendement et une mémoire prodigieuse.

Chez les mammifères, chez l'homme donc, la sexualité envahissante a rendu possible la lente conception; et la viviparité a été généralement regardée comme une supériorité incontestable; nous nous inscrivons en faux contre cette opinion; au point de vue de la race, la viviparité compromet la conservation des groupes; la femelle, grosse, occupée des soins de l'allaite-

ment; le petit, faible, incapable de pourvoir à
sa défense et à sa nourriture, sont deux charges
lourdes pour les sociétés mammifères. Si nous
considérons les avantages de la viviparité sous
le rapport trop intime de l'enfant, du fœtus
avec la mère, cette viviparité force le premier
à subir toutes les défectuosités du terrain maternel, l'atavisme et l'hérédité morbide s'exagèrent chez les vivipares, si bien que certaines
familles disparaissent, rien que par dégénérescence physique, de plus en plus accentuée dans
la série des générateurs.

La viviparité, si elle exagère la sensibilité
maternelle, souvent jusqu'à fausser l'éducation
des jeunes, fait très commun dans l'espèce
humaine, diminue plutôt qu'elle n'augmente
l'amour et la prévoyance des mères ; où trouver
chez une femelle de mammifères des exemples
tels que ceux donnés par de simples insectes
hyménoptères, les odynères et les cerceris ?
Ces animaux placent dans l'intérieur de leur
nid, à côté de leur œuf, dont une larve va sortir,
un certain nombre d'insectes vivants, mais
frappés de paralysie, de façon à être une proie
facile à saisir et susceptible de se conserver
fraîche jusqu'au moment où le nouveau-né, encore à l'état vermiforme, aura besoin de s'en
repaître. « Or l'état de mort apparente dans
lequel cette proie se trouve, dit Milne Edwards,
est déterminé par l'introduction d'une gouttelette de venin dans la portion thoracique du
système nerveux ganglionnaire de la victime,

sorte d'inoculation effectuée par l'aiguillon de la pondeuse... Ces actions sont calculées comme si l'insecte était doué à la fois d'une science profonde et d'une prévoyance innée. »

Réaumur avait constaté déjà ce mode d'approvisionnement du nid chez certains hyménoptères; Dufour avait fait voir que les victimes amoncelées dans les nids varient suivant les espèces auxquelles la mère pondeuse appartient; mais le procédé au moyen duquel celle-ci paralyse sa proie a été découvert, il y a seulement quelques années, par un naturaliste d'Avignon, M. Fabre.

Non seulement la conservation de l'espèce n'est pas sauvegardée de façon supérieure chez les animaux à longue sexualité, particulièrement chez les vivipares, non seulement l'amour maternel n'y est pas plus développé, mais la férocité y est plus grande, la sexualité étant l'origine de luttes, de rivalités, de jalousies, de guerre même,

Amour, tu perdis Troie,

et nous n'allons pas au delà de la vérité en affirmant qu'il n'existe pas un être humain, homme ou femme, dont la sexualité n'ait ralenti, ou enrayé, l'essor intellectuel et diminué la valeur morale.

C'est encore probablement à cette sexualité encombrante, exagérée par les mœurs et par les lois dans notre espèce, qu'il faut attribuer l'impuissance, l'inanité de tous les essais de sociologie humaine ; nous reviendrons du reste sur cette question importante, qu'il était dans notre intention d'indiquer seulement ici, pour arriver ensuite à la partie de notre travail la plus controversée à toute époque, la psychologie des animaux.

Il semble que, sous le rapport psychologique, la supériorité humaine va pouvoir enfin éclater évidente, indéniable ; à notre avis, il n'en est rien, l'âme animale est simplement plus obscure pour nous que l'âme humaine, nous l'avons moins et naturellement plus difficilement étudiée, mais il ne s'ensuit pas qu'elle lui soit inférieure.

CHAPITRE IX

L'âme des animaux.

L'âme animale a été niée aveuglément, on pourrait dire effrontément, par deux groupes de personnes, les *philosophes* comme Descartes, Malebranche, etc., qui jaloux de la dignité de l'âme humaine, émanation de l'âme divine, voulaient conserver à l'homme seul cette flatteuse mais mystérieuse origine; les *savants* qui, comme Lamarck, par exemple, refusaient toute puissance intellectuelle intérieure et dirigeante aux non-vertébrés, n'ayant pas de tissu nerveux distinct des autres tissus.

Descartes, particulièrement, a nui à la réputation des bêtes avec sa théorie de l'animal-machine; c'est en vain qu'il a trouvé des réfutateurs comme La Fontaine, défendant ses collaborateurs, la réfutation a répandu seulement la théorie; certaines calomnies devraient être laissées sans réponse, pour ne pas être connues et reprises par ceux qui ont intérêt à s'en servir. Descartes donc ne reconnaît pas aux animaux la faculté de sentir, de penser, de réfléchir, il soutient qu'ils ne peuvent avoir aucune idée du temps, aucun souvenir du passé, aucune notion de l'avenir, qu'ils n'ont pas de mémoire, pas d'entendement et sont incapables par conséquent de comparer leurs sensations entre elles, de porter un jugement.

Toutes ces affirmations sont tellement en désaccord avec les faits observés qu'elles ne peuvent avoir pour point de départ que le désir d'innocenter tous les abus de pouvoir, toutes les cruautés que l'homme commet contre l'animal, lequel, à l'état de simple machine, ne sent pas, donc ne souffre pas, ou la crainte des conséquences religieuses qu'entraînerait la croyance à l'âme immatérielle des animaux. Si cette âme immatérielle était reconnue de même nature que celle de l'homme, il faudrait admettre pour elle la peine et la récompense, le péché originel et le rachat par l'Homme-Dieu. La difficulté n'était pas grande : les saints, au bon temps de la primitive Église, s'étaient montrés pleins de douceur, de mansuétude, de fraternité pour les bêtes. Il existe à ce sujet une littérature pleine de charme ; les saints prêchaient aux poissons, aux oiseaux, aux bêtes féroces, l'un d'eux a même converti les loups qu'il a ramenés au respect des moutons, un autre priait les hirondelles, « ses petites sœurs », de se taire pendant qu'il parlait ; mais l'Église en gagnant en puissance avait dédaigné ce *petit peuple*, les animaux, et les philosophes du dix-septième siècle qui sentaient encore l'odeur du bûcher, dont ils craignaient que les flammes ne vinssent au moins lécher les pages de leurs livres, sacrifiaient la vérité, c'est-à-dire l'existence de l'âme des bêtes, pour laisser passer telle erreur qu'ils chérissaient de cet amour paternel, si profond chez tous les inventeurs de systèmes et d'utopies.

Lamarck n'obéit pas à ces considérations religieuses, mais il raisonne en naturaliste philosophe, croyant qu'un seul tissu, le tissu nerveux, peut servir aux manifestations de l'âme; il refuse aux animaux chez lesquels ce tissu n'existe pas, ou devient peu apparent, toute espèce de principe dirigeant intellectuel, même de sensibilité, et les nomme, en vertu de cette opinion, animaux *apathiques*.

Parmi les adversaires de l'âme animale, au moins dans ce qu'elle a de plus essentiel, la mémoire, la pensée, la réflexion, on est étonné de trouver Buffon, qui, dans son *Discours sur la nature des animaux*, soutient que les animaux n'ont pas de mémoire et que les phénomènes généralement attribués à cette faculté chez le chien, le cheval, etc., ne consistent pas, comme chez l'homme, en la perception d'une idée introduite préalablement dans l'économie, mais sont la reproduction de la sensation même qui a été déterminée précédemment par l'action d'un excitant extérieur. Il est à croire que Buffon obéissait ici à l'influence cartésienne ou peut-être ménageait-il la censure ecclésiastique qui devait si durement s'exercer contre un de ses meilleurs ouvrages, les *Époques de la Nature*, car il s'est mis trop évidemment en désaccord avec ce qu'il avance dans le *Discours sur la nature des animaux*, lors du dithyrambe chanté en l'honneur du chien.

Que penser, après l'avoir lu, des assertions de Buffon cherchant à expliquer tous les actes, toutes les facultés, en apparence mentales des bêtes, par l'intervention d'un sens interne ou sens cérébral, analogue aux sens externes, vue, audition, etc., dont le fonctionnement serait purement automatique et radicalement différent de celui des opérations de l'esprit, chez l'homme? Ce *Discours sur la nature des animaux*, l'ouvrage le moins célèbre de Buffon, a été heureusement réfuté par un des successeurs du grand naturaliste, ou plutôt du grand écrivain et du souvent paradoxal penseur, par Flourens, qui fait également ressortir les contradictions entre ce que dit Buffon quand il parle de la nature des animaux en général, et quand, dans un autre passage, il décrit les mœurs du chien.

Buffon, penseur plus qu'observateur, n'a connu en réalité que le chien, qu'il a su apprécier à sa juste valeur.

Parmi les naturalistes qui accordent enfin une âme aux bêtes, mais une âme de qualité inférieure, une âme animale, citons Geoffroy Saint-Hilaire et Quatrefages. Ce dernier définit clairement ce qu'il entend par ces termes : *âme animale* dans *l'espèce humaine*, sans aller aussi loin qu'Isidore Geoffroy Saint-Hilaire qui, dans son

Histoire naturelle générale des règnes orga-niques, soutient que la faculté de penser n'existe que chez l'homme et que, pour cette raison, il convient de classer les êtres vivants, non pas en deux règnes, règne végétal et règne animal, comme on le fait ordinairement, mais en trois groupes primaires, d'égale valeur, dont l'un, le *règne humain*, ne serait composé que de la famille humaine. Quatrefages pense aussi, tout en admettant que beaucoup d'animaux pensent et que leur intelligence est de la même nature que la nôtre, que les bêtes, n'ayant pas toutes les aptitudes mentales que nous avons, ne doivent pas être classées dans le même règne. L'*âme animale*, selon Quatrefages, ne pourrait atteindre aux trois notions suivantes :

1º La notion du bien et du mal moral, indé-pendamment de tout bien-être ou de toute souf-france physique, ou faculté de la moralité;

2º La croyance à des êtres supérieurs pouvant influer sur la destinée, ou faculté de la religio-sité;

3º La croyance à la prolongation de l'existénce après cette vie, ou notion de l'immortalité.

C'est simplement sur ces trois notions que M. de Quatrefages établit la différence entre l'âme animale et l'âme humaine, ainsi que la sépara-tion entre le règne animal et le règne humain.

Citons encore parmi les naturalistes et zoolo-gistes disparus, croyant à l'identité, au moins comme nature, sinon comme développement de l'âme humaine et de l'âme animale : H. Milne

Edwards (*Leçons sur la physiologie et l'anatomie comparées*), Flourens (*De l'instinct et de l'intelligence des animaux*), etc., car c'est aujourd'hui l'opinion commune que l'âme des bêtes ne diffère de l'âme humaine que par une moindre étendue. Enfin, terminons cet incomplet historique des amis et des ennemis des bêtes, par ceux qui se sont déclarés, non seulement pour l'identité, mais pour l'égalité des âmes animales et humaines.

Salomon dit formellement dans l'*Ecclésiaste* que l'homme n'a rien de plus que la bête, il parle de l'âme des bêtes de la même façon et dans les mêmes termes que de l'âme humaine.

Leibniz, dans les *Nouveaux Essais de l'entendement humain*, s'exprime ainsi : « Il y a une différence excessive entre certains hommes et certains animaux bruts ; mais, si nous voulons comparer l'entendement et la capacité de certains hommes et de certaines bêtes, nous y trouvons si peu de différence, qu'il sera bien malaisé d'assurer que l'entendement de ces hommes soit plus net et plus étendu que celui des bêtes. »

Broussais lançait en pleine Académie cette phrase, qui ne laissa pas de scandaliser les académiciens d'alors : « Oui, messieurs, l'impulsion vers l'idéalité, vers la vénération, vers l'espérance, tout cela existe chez les animaux. »

Condillac, qui pensait qu'il n'est rien dans notre intelligence qui n'y soit entré par les sens, devait, étant donnée la perfection extraordinaire des sens chez un grand nombre d'espèces, être un admirateur des bêtes ; il vante, en effet, l'étendue de leurs facultés mentales dans le *Traité des animaux*.

Plusieurs observateurs, s'appuyant non plus sur des théories philosophiques, mais sur la constatation des faits et sur des expériences répétées, accordent aux animaux une intelligence d'un ordre très élevé ; tels sont Réaumur (*Mémoires pour servir à l'Histoire des insectes*), Dupont de Nemours (quelques mémoires sur différents sujets, la plupart d'histoire naturelle, sur l'instinct), Ch.-G. Leroy (*Lettres philosophiques sur l'intelligence, la perfectiblité des animaux*), Toussenel (*l'Esprit des bêtes ou le Monde des oiseaux, ornithologie passionnelle*), Montaigne et Charron, le premier, dans l'apologie de Raymond de Sebond, apologie qui est surtout celle des bêtes et dans laquelle Montaigne dit en propres termes : « Il y a plus de différence d'homme à homme, que de bête à homme. »

Il est bon de rapprocher de l'affirmation de Montaigne ce passé tiré de l'*Histoire de la création* par Ernest Hæckel : « On trouve au degré le plus inférieur du développement intellectuel les Australiens, quelques tribus de Papous polynésiens, et en Afrique, les Boschimans, les Hottentots et quelques autres tribus nègres. Chez ces peuples, le langage est à l'état rudimentaire, de même que l'intelligence. Ils n'ont jamais eu de mots pour exprimer l'idée : animal, plante, son, couleur. Ils sont incapables de la plus simple abstraction. Beaucoup de ces idiomes n'ont pas d'autres noms de nombre que 1, 2, 3 et ne possèdent aucune numération. La numération australienne ne dépasse pas le nombre 4.

« Beaucoup de peuplades sauvages ne savent compter que jusqu'à 10 ou 20, tandis que des chiens intelligents ont pu compter jusqu'à 40 et même jusqu'à 60.

« Quelques-unes des plus sauvages tribus de l'Asie méridionale n'ont pas même l'idée des premiers rudiments de toute civilisation humaine, de la vie en famille et du ménage. Ils errent par troupes, et toutes les tentatives faites pour civiliser ces tribus et beaucoup d'autres appartenant aux races inférieures ont complètement échoué. Pas une de ces tribus n'a pu se régénérer par la civilisation, dont l'influence n'a fait que hâter leur disparition. »

CHAPITRE X

La psychologie des animaux (mémoire,
intelligence, volonté).

Je crois que personne ne se donnera plus la
peine aujourd'hui de réfuter les assertions de
Descartes, cet imbécile de génie, sur l'animal-
machine; l'homme du reste, sous ce rapport, n'a
rien à envier à la bête; il a eu, lui aussi,
l'Homme-Machine publié par Offroy de la Mettrie en 1748, à Leyde, livre qui faillit conduire
son auteur à l'échafaud, l'homme aimant à croire
pour lui à cette âme qu'il refuse si facilement
aux êtres créés. La Mettrie, dont rien ne dé-
courageait le matérialisme, publia pendant la
même année *l'Homme-Plante*. Les théories un
peu excentriques de Descartes et de La Mettrie
ne tirent assurément pas à conséquence. Buffon,
nous l'avons vu, a été réfuté par Flourens; il
méritait en effet qu'on le réfutât, car il refusait
aux animaux la faculté fondamentale de l'âme au
point de vue des manifestations intelligentes, au
moins de la mémoire.

Nous ne renouvellerons pas ici l'amusante

discussion du nombre des facultés de l'âme du *Bachelier* de Vallès; mais il n'est pas niable que, pour comprendre, il faut savoir comparer un objet ou une idée à un objet ou à une idée déjà connus; la mémoire est nécessaire à l'association des différents termes d'un jugement; pour vouloir, enfin, il faut se souvenir, c'est-à-dire aspirer à réaliser de nouveau une chose déjà faite, ou déjà désirée, à fuir une sensation désagréable, à rechercher une sensation agréable; c'est la mémoire qui fournit le motif déterminant de toute action.

Or, chez l'animal, la mémoire, non seulement existe, mais prend en général un merveilleux développement. H. Milne Edwards raconte à ce propos plusieurs faits probants dans ses *Leçons sur la physiologie et l'anatomie comparées* (t. I, p. 412 et suivantes) : « Ainsi les chiens, dit-il, animaux dont l'odorat est d'une finesse extrême, conservent d'une manière surprenante le souvenir des odeurs. C'est de la sorte seulement que je m'explique comment ces animaux peuvent suivre à la piste, pendant très longtemps, leur maître, sur une route où celui-ci les a devancés beaucoup, et reconnaître au flair les objets qu'il a touchés. »

En Belgique et dans le département du Nord, on s'occupe beaucoup de l'élevage des pigeons voyageurs, et M. Lelezenne, de Lille, a donné des renseignements très intéressants sur la manière dont on fait l'éducation de ces oiseaux, qui ont la vue très longue et la mémoire des lieux très développée. Si on les transportait tout de suite à une grande distance de leur colombier, ils ne sauraient trouver leur chemin pour retourner au gîte ; mais on gradue les distances de façon qu'ils puissent, s'élevant très haut dans l'atmosphère, apercevoir des points de repère dont ils conservent le souvenir.

L'existence de la mémoire chez les cyprins est démontrée par la possibilité de leur apprendre à venir chercher de la nourriture au son de certains bruits. Ainsi, Yarell assure qu'en Chine, les pisciculteurs ont l'habitude de les rassembler de la sorte au son d'une cloche et que le naturaliste J. Banks employait le même genre de signal pour les faire accourir au bord du bassin, quand il voulait leur jeter du pain.

Toussenel raconte, au sujet de la mémoire des oiseaux, l'amusante histoire suivante : « Un jour, un fils du dernier roi avait commandé un simulacre de petite guerre, aux environs de Fontainebleau ; un vieux corbeau du pays, qui avait fait la campagne de 1812, s'imagina reconnaître dans les manœuvres de l'armée de parade la répétition des drames meurtriers qui avaient fait tant de victimes. Il fit part à tous ses camarades de forêts de l'heureuse chance qui leur arrivait, et l'on vit aussitôt tous les croque-morts voler en masse épaisse au-dessus du camp, excitant par leurs vociférations les deux armées à en venir aux mains. »

Buffon a prétendu que de tous les animaux le chien seul pouvait recevoir de l'homme un nom particulier, individuel, et y répondre, quand chacun de nous est à même de constater chaque jour que tous les animaux domestiques, chat, cheval, etc., se souviennent de l'appellation par laquelle on a l'habitude de les désigner. Pline, dans son Histoire naturelle, rapporte que de son temps, à Rome, on avait appris à divers poissons à venir quand on les appelait par leur nom.

L'existence de la mémoire nous paraît suffisamment établie chez l'animal, sans qu'il soit besoin d'insister davantage sur cette démonstration, et cette mémoire, au moins celle des sens, toutes les fois que nous avons pu l'étudier sérieusement, nous est apparue supérieure comme étendue, comme stabilité à celle de l'homme. Nous passons donc à l'examen de l'intelligence, ou plutôt de la mentalité des animaux.

Il est sage en effet d'abandonner un mot quand ce mot n'a pas de signification assez nette pour arriver à une définition unique acceptée sans contestation par tous ceux qui l'emploient; on a trop longtemps discuté sur le terme intelligence, sur ses divers sens, subtilités qui le distinguaient de l'instinct, pour qu'il n'ait pas perdu ses droits à faire partie du langage scientifique. De même qu'on néglige les théories dans la science actuelle, pour emmagasiner surtout les faits, en philosophie, ce sont plutôt les actes qui sont étudiés que l'intelligence même, dont on laisse aujourd'hui de côté l'essence intan-

gible, et nous croyons qu'il est passé à l'état
d'axiome philosophique, qu'il n'est pas un acte
automatique, instinctif, c'est-à-dire effectué sans
l'intervention violente de la volonté, sans la
manifestation de l'effort intellectuel ou physique,
qui n'ait été cependant à l'origine un acte réfléchi et voulu ; de même, tout acte volontaire,
intellectuellement rendu facile par la répétition,
par l'habitude, peut devenir acte automatique et
instinctif. Donc, sans nous préoccuper des bar-
rières artificielles élevées entre l'intelligence,
l'automatisme, l'instinct, nous étudierons la
mentalité des bêtes dans les manifestations qui
peuvent être comparées à nos manifestations
humaines, communications de pensée ou langage,
moyens de défense, science proprement dite,
appuyées sur les idées métaphysiques de
l'espace et du temps, sociologie, etc., afin de
parvenir à démontrer que la plupart des animaux sont arrivés à un développement scientifique et social bien supérieur au nôtre, résultat
facile à expliquer par la raison suivante : les animaux sont plus anciens que nous sur le globe ;
un grand nombre d'entre eux, ayant des sens plus
parfaits, ont besoin de moins de temps, de moins
d'efforts, pour arriver à la connaissance des lois
naturelles et organiques, bases véritables de
toute science et de toute civilisation.

CHAPITRE XI

Le langage chez les animaux.

Je crois qu'il n'est pas besoin de prouver que les animaux ont la possibilité de se communiquer leurs impressions réciproques, de se comprendre, qu'ils ont enfin un, ou plutôt des langages, la vie commune, même en groupe restreint, comme le groupe familial, n'étant pas possible sans langage.

Mais cette étude se complique chez les animaux, parce qu'on est obligé de diviser ceux-ci en deux grands groupes : ceux qui ont, comme nous, la voix ou, du moins, la faculté d'émettre des sons et de les articuler, et ceux qui sont ou nous paraissent muets, les sons produits, s'il en est, devant servir à la communication des idées, n'étant pas perçus par nos oreilles humaines.

Parmi les animaux ayant une voix d'origine laryngée, citons la presque totalité des vertébrés: les mammifères, les oiseaux, les batraciens, les reptiles et certains poissons ; les sons vocaux produits par stridulation, bourdonnements, etc., appartiennent surtout aux invertébrés.

Étant donnée l'inimitié, œuvre de la cruauté humaine, qui existe entre notre race et les races animales, il est très difficile, sinon impossible, d'étudier d'une façon sérieuse, répétée, suivie, le langage des animaux; l'occasion nous manque; les seuls animaux que nous soyons à même de bien observer, les animaux domestiques, apprennent nos langues humaines et doivent forcément oublier, plus ou moins, leur langue particulière qu'ils n'ont plus besoin de parler dans tous leurs détails, et qui perd même de sa pureté, peut-être par l'effort accompli pour se rapprocher de la nôtre. N'a-t-on pas prétendu que le chien sauvage n'aboie pas et que l'aboiement de nos chiens domestiques n'était qu'une aspiration volontaire, héréditaire, au langage humain ?

La patience nous manque encore pour étudier le langage des animaux, même domestiques. On demandait à Dupont de Nemours comment on peut apprendre des langues d'animaux et parvenir à se former de leurs discours une idée approximative ; il répondit que le premier point pour réussir était d'observer soigneusement les animaux, de remarquer que ceux qui produisent des sons y attachent eux-mêmes et entre eux une signification, et que des cris originairement arrachés par des passions, puis recommencés en pareille circonstance, peuvent être regardés comme l'expression constante des passions qui les ont fait naître.

En troisième lieu, nos recherches sont encore entravées par les différences qui peuvent exister entre notre système articulaire et celui des animaux ; les types phonétiques, en d'autres termes, peuvent n'être pas identiques dans les langues humaines et animales et n'être pas comparables. Ce qui tendrait à le faire supposer, c'est la difficulté éprouvée par l'animal à parler les langues humaines, qu'il est capable cependant de comprendre ou même d'écrire. Ne voit-on pas le même fait se produire dans notre espèce, et des peuples entiers ayant l'habitude enracinée d'un langage, incapables de prononcer certaines consonnes qui sont d'un usage familier et facile à d'autres peuples, d'habitudes linguistiques différentes de celles des premiers ?

Les peuples civilisés eux-mêmes sont loin de posséder un alphabet embrassant tous les sons et bruits articulables ; nous ne pouvons saisir par l'oreille, reproduire par la voix, le plus grand nombre d'entre eux. Il faut songer que l'alphabet aryen, origine de nos alphabets actuels les plus compliqués, n'avait que dix-sept à dix-neuf lettres, que le langage articulé le plus riche ne contient qu'une centaine de sons primitifs modifiés plus ou moins par des bruits consonnaires, et que sons et bruits sont encore simplifiés, ramenés les uns aux autres par la tendance naturelle à économiser le mouvement et à tourner les prononciations difficiles.

On comprend que, pauvres nous-mêmes en langage articulaire, nous soyons mal armés pour étudier le langage articulaire des autres races. Le phonographe, enregistreur des sons, paraît devoir rendre quelques services pour l'emmagasinement des sons articulés par les animaux; mais il faut reconnaître que beaucoup d'articulations enregistrées par l'appareil ne sont pas perçues par notre oreille, ne peuvent être rendues par nos organes vocaux et passent pour ainsi dire inaperçues.

Nous sommes donc réduits, en parlant du langage des animaux, à rester dans le domaine des considérations générales, et à étudier les points par lesquels il se différencie *avantageusement* du langage humain ; ces points principaux sont, chez les animaux pourvus d'un appareil vocal : 1° l'intensité du son ; 2° la simplicité dans l'expression ; 3° l'universalité.

Nous ne nous attarderons pas à comparer la portée de la voix humaine à celle de la voix des animaux ; en général, la comparaison serait difficile à faire exacte, car, si nous pouvons amener le sujet humain en expérimentation à donner le maximum de sa voix, il n'en est pas de même du sujet animal, surtout à l'état sauvage ; mais la simple observation nous montre combien l'intensité des sons est plus grande chez les animaux jouissant d'un langage vocal que chez nous, différence d'intensité qui, déjà frappante d'une façon absolue, devient plus grande encore, d'une façon relative, c'est-à-dire comparée à la taille des sujets : l'homme est un des plus grands animaux et sa voix a peu de portée.

Chez un assez grand nombre d'animaux, le larynx est muni d'appareils de renforcement du son : tels sont les sacs aériens qui prolongent le double larynx des oiseaux, les sacs laryngés énormes qui permettent à la voix des orangs-outangs et des gibbons de devenir si puissante, etc.

La simplicité des moyens d'expression chez l'animal est chose particulièrement admirable ; par simplicité, je n'entends pas pauvreté ; nos langues humaines cachent sous leurs oripeaux d'apparat une véritable pauvreté. Les soixante-dix mille mots de la langue chinoise se laissent ramener à quatre cent cinquante ; tous les mots hébreux dérivent de cinq cents racines et les philologues savent aujourd'hui avec certitude que nos langues les plus riches en apparence tirent tous leurs mots d'un petit nombre de racines qui se sont cachées, perdues sous l'amas des combinaisons d'un petit nombre de syllabes primitives.

La simplicité du langage animal ne ressemble en rien à la traduction lente et confuse des idées par nos langages humains. En une seule articulation, variée probablement suivant des règles que nous n'avons pu saisir, ils expriment des idées et des séries d'idées très complexes. Frédéric Cuvier raconte la scène suivante entre l'ouistiti Jaco et sa femelle : celle-ci venait d'avoir un jeune, dans la ménagerie du Muséum ; lorsqu'elle était fatiguée de tenir le petit, elle se levait en jetant un cri particulier ; immédiatement le mâle apparaissait, étendait les bras et se chargeait de sa progéniture, comme si on lui avait dit : « Je suis fatiguée, prenez l'enfant. »

Le rouge-gorge, en apercevant un oiseau de proie, pousse un sifflement dont la signification est si bien comprise par les autres passereaux, que la plupart prennent l'alarme et cherchent à se cacher.

Montessus, dans ses études ornithologiques, cite le fait suivant : les chevaliers sont de petits échassiers très méfiants, et lorsqu'ils n'aperçoivent aucun objet leur inspirant de la crainte, ils font souvent entendre un cri particulier pour avertir les bandes de leurs congénères qui viennent à passer, qu'ils peuvent venir sans crainte à terre se reposer près d'eux. La signification de ce son est si bien connue de ces oiseaux qu'en l'imitant, les chasseurs réussissent parfois à les attirer dans les pièges tendus pour les prendre. Beaucoup de passereaux, à l'époque des migrations, voyagent en troupes pendant la nuit, et alors ils font entendre sans cesse des cris de ralliement qui les empêchent de se disperser. Gratiolet (*Anatomie du système nerveux*) raconte des faits établissant l'existence d'un langage chez les corneilles ; une troupe de corneilles vit tomber foudroyés trois de ses membres, qui avaient pris des aliments contenant de la strychnine ; par des cris expressifs, les oiseaux restés vivants avertirent les leurs du danger menaçant.

Les corneilles redoutent beaucoup les rapaces pendant la nuit, et ont pour eux des sentiments de haine qui les poussent à les harceler pendant le jour, quand les oiseaux nocturnes, éblouis par la lumière du soleil, sont incapables de se défendre. Aussitôt qu'une corneille découvre, dans ces circonstances, un hibou ou quelque autre oiseau de proie nocturne, elle fait entendre un cri d'appel et aussitôt une multitude de ses semblables arrivent de toutes parts se joindre à elle pour harceler l'ennemi commun.

Houzeau (*Etudes sur les facultés mentales des animaux*) a étudié très attentivement les différents sons produits par le coq, la poule, les poussins, dans diverses circonstances, et il en a indiqué la signification.

L'universalité du langage animal a été de même démontrée par quelques faits bien constatés ; nous empruntons à Houzeau, déjà cité, quelques observations qu'il sera facile à chacun de répéter. M. Houzeau a reconnu que ses chiens comprenaient la signification des cris particuliers poussés par les poules de sa basse-cour, quand ces oiseaux étaient effrayés par l'approche d'un ennemi ; lorsque ce cri dénonçait la présence d'un homme ou d'un quadrupède, ces gardiens vigilants s'élançaient au dehors pour protéger la volaille ; mais, quand ce cri, n'étant pas tout à fait le même, était motivé par la vue d'un oiseau de proie planant dans l'air, les chiens, reconnaissant la différence et comprenant leur impuissance, ne se dérangeaient pas. Quand les poules annonçaient qu'elles avaient découvert quelque chose à manger, les chiens arrivaient dans la basse-cour pour prendre leur part de nourriture.

Cette universalité dans le langage animal n'exclut pas l'existence de langues particulières, d'idiomes, de modifications variables, suivant les espèces, des racines primitives.

Ainsi le cheval, comme nous, a un langage, langage modulé qui paraît très riche. Au dix-huitième siècle, Valmont de Bomare avait déjà exprimé quelques vues sur la langue des chevaux qui a été plus spécialement étudiée et notée de nos jours par G. Colin. La voix du cheval, son hennissement, présente cinq modes bien distincts : 1° pour l'allégresse ; 2° pour le désir ; 3° pour la peur ; 4° pour la colère ; 5° pour la douleur.

On peut seulement affirmer, d'après les faits observés, que ces modifications ne sont jamais assez profondes pour que ces racines soient altérées et méconnaissables. Les animaux ne sont pas arrivés comme nous à la confusion des langues ; ils possèdent au moins une sorte de *volapük*, suffisant aux communications les plus essentielles de la pensée.

Du reste, les langues particulières ne sont pas le privilège d'une espèce ; un individu animal, élevé avec des individus d'une espèce différente de la sienne, apprend la langue de ces individus et ne sait plus son langage spécifique. On a remarqué au Muséum que les chacals, élevés avec des chiens, apprennent à aboyer comme eux. Les oiseaux apprennent à chanter, comme l'enfant apprend à parler; c'est un langage acquis par imitation. Ces faits ont été mis hors de doute par les expériences d'un naturaliste anglais, Barrington.

Trois jeunes linottes huppées furent séparées de tout individu de leur espèce, et élevées la première avec des alouettes des champs, la seconde avec des alouettes des bois, et la troisième avec des farlouses, ou alouettes des prés; aucune des trois élèves ne chanta à la manière des linottes, mais chacune d'elles adopta le langage propre à l'espèce dont elle avait été la commensale.

De même, l'animal pourrait parler la langue humaine et converser avec nous. Peu d'expériences ont été faites en ce sens; les animaux, en tout cas, ont été forcés d'apprendre seuls à communiquer avec l'homme par des sons articulés. Houzeau cite les observations suivantes :

Les perroquets placent certaines paroles avec beaucoup d'à-propos. Il est certain qu'ils nomment par leurs noms les visiteurs avec lesquels ils sont familiers, qu'ils savent appliquer certains mots ou certaines phrases avec justesse; ils disent, quand il convient : « Entrez! » et « Sortez! » Lorsqu'on leur a appris les mots « C'est bon », ils en comprennent l'application et ne s'en servent qu'autant qu'ils sont satisfaits. Il y en a qui, instruits à accorder des éloges ou à manifester divers sentiments, se mêlent aux conversations tenues en leur présence, en jetant les mots qui sont appropriés à l'occasion. Une perruche, lorsqu'elle entendait faire devant elle le récit de quelque événement désagréable ou pénible, ajoutait d'elle-même : « C'est affreux ! » Un perroquet, vivant dans une maison placée sur le bord d'une route montueuse, où passaient et souvent s'arrêtaient un grand nombre d'attelages, imitait les accents des conducteurs, se plaisait à faire arrêter les chevaux en marche et à faire repartir ceux qui étaient arrêtés. Un perroquet avait perdu une patte ; chaque fois qu'un visiteur remarquait l'accident arrivé, l'animal se mettait aussitôt à dire : « J'ai perdu la jambe au service du marchand ; n'oubliez pas l'estropié, s'il vous plaît. »

Un merle était entré de lui-même dans une maison ; une personne présente voulut lui attacher la patte ; on ne connaissait pas encore ses talents de parole, quand, brusquement, irrité de se voir entravé, il dirigea son bec vers la main qui retenait sa patte, en proférant une injure grossière, communément employée entre gamins.

Le chien parle avec plus de difficulté, quoiqu'il soit possible de le faire articuler. Leibniz transmettait à l'Académie des sciences, en 1715 (*Histoire de l'Académie des sciences*), l'observation d'un chien qui était dressé à imiter la parole humaine et prononçait d'une manière

intelligible quelques mots. Le fait s'est repro-
duit de nos jours ; il existe une méthode pour
apprendre à parler aux chiens. L'homme ne
parle du reste aisément que par atavisme, et
perd, par le manque d'exercice, la faculté d'une
articulation nette. Erasmus Darwin parle d'un
sourd qui, depuis trente ans, n'entendait plus ;
il s'exprimait par signes et par gestes, quoiqu'il
lût beaucoup ; il avait perdu la possibilité de
parler et n'articulait plus d'une manière com-
préhensible.

Mais, s'il ne parle pas, le chien comprend bien
le langage articulé. Walter Scott raconte l'histoire de son chien Camp, qui connaissait le sens
de tant de mots qu'il pouvait servir d'exemple
pour démontrer à quel point nos rapports avec
les animaux seraient susceptibles de s'étendre.

Il lui était arrivé un jour de recevoir une cor-
rection infamante pour avoir mordu le boulan-
ger. Il n'entendait jamais parler de cette histoire
sans manifester de la honte et se retirer dans
un coin. Il reconnaissait le sujet, quel que fût le
ton dans lequel on s'exprimait.

Non seulement un chien peut apprendre une
langue, mais arriver à en comprendre plusieurs,
à les oublier, à les rapprendre. M. Derval, an-
cien directeur du Gymnase, avait épousé une
Anglaise et passait chaque été plusieurs mois en
Angleterre. Le chien de la maison était du
voyage ; très intelligent, il comprenait beaucoup
de mots français ; transporté en Angleterre, il
apprit l'anglais, mais revenu en France il avait

oublié la langue de son pays d'origine et fut obligé de la rapprendre.

Les anthropoïdes saisissent parfaitement le rapport des objets et des mots correspondants ; un orang du jardin de Francfort et un gorille célèbre exhibé à Berlin avaient même une facilité de compréhension étonnante. Un rhesus de M. J. Fischer connaissait exactement les noms de tous les autres singes qui étaient dans la même chambre que lui, et il y en avait pourtant plus de soixante (Vianna de Lima).

En résumé, les bêtes apprennent par la simple fréquentation de l'homme les langues humaines ; l'homme n'en pourrait dire autant des langues animales, parce que chez nous l'ouïe est peu développée ; nous manquons d'*oreille :* au lieu de cultiver dans notre race le langage des sons, la langue musicale, nous nous sommes efforcés à créer des langues articulaires, ce qui est une faute, car rien n'est variable comme l'articulation qui se modifie presque à l'infini, par l'habitude, par les différenciations d'organes ; aussi le mode articulaire des langues, et surtout des langues qui ne sont plus parlées, est devenu prétexte, non seulement à de lentes études, mais encore à d'interminables disputes ; on se rappelle que la haine de Charpentier pour Ramus, haine qui fut assez forte pour amener le premier à faire assassiner le second, eut pour origine la dispute sur la prononciation véritable des mots latins : *quisquis, quisquam.* Devait-on prononcer *kiskis, kiskam* comme le demandait

Ramus, ou conserver l'articulation *kuiskuam?* De là, colère et meurtre final.

Avec le langage musical, pas de fluctuation dangereuse, le son est mathématique, immuable, le *la* est toujours le *la*, quelle que soit la voix qui le donne; le timbre changeant de la voix ne peut modifier le son dans ce qui constitue son essence, le nombre des vibrations.

Sans doute, nous n'avons pas renoncé complètement à la langue musicale, qui est restée un moyen d'expression d'une grande puissance; le ton modifie à son gré l'articulation; une phrase articulée peut, par le changement de ton, devenir alternativement négative, affirmative, caressante ou furieuse. La parole doit à sa tonalité variée la plus grande partie de sa force. On est étonné, parfois, en relisant les discours du plus célèbre orateur de trouver peu de pensée, une mauvaise exposition du sujet, des expressions triviales, des fautes grossières même : c'est donc seulement par le *ton* de ces discours que des foules ont été soulevées, des esprits charmés et jetés pour ainsi dire hors d'eux-mêmes, de leurs convictions, de leurs manières d'être; c'est toujours le mot d'Eschine en parlant de Démosthène : « Ah! si vous aviez entendu le monstre lui-même! »

B. Tylor cite des preuves palpables, pour ainsi dire, de la valeur matérielle de l'intonation : « En certaines régions, dit-il, la modulation ne s'emploie pas seulement pour donner plus de force aux mots d'une phrase, elle sert encore à faire varier la signification de certains mots. Ainsi, en siamois, les trois mots *ha*, chercher, *hâ*, peste, et *hà*, cinq, de sens si différents, ne diffèrent pourtant en eux-mêmes que par le ton sur lequel ils sont prononcés, que par l'accent. (Chanter une chanson siamoise à la manière européenne altère la signification des syllabes.)

Le même procédé se retrouve dans l'Afrique occidentale. Au Dahomey, le même mot *so*, bâton, veut dire cheval, avec un accent aigu, *só*, et tonnerre avec un accent grave, *sò*.

Si du langage vocal nous passons aux moyens de communication des animaux muets, nous voyons que ces moyens ont été moins étudiés encore que les langues des animaux ayant la faculté de chanter ou d'articuler. Cependant on a observé chez les insectes la perfection du langage dit *antennaire*.

Le langage, considéré d'une façon absolue, a pour but, en impressionnant un ou plusieurs des sens des interlocuteurs, de leur faire connaître par des modifications convenues, des impressions données, la pensée de celui qui parle.

Le sens impressionné peut être l'oreille, la vue, le toucher: le toucher ou tact a été le sens, dirais-je, choisi par le plus grand nombre des invertébrés. Le choix, si le choix existe, est en tout cas des plus heureux. Le tact est, entre les sens, le seul qui ne soit pas soumis à ces erreurs qui affectent si souvent l'oreille et la vue. C'est lui dont les appréciations paraissent les plus nettes et les plus étendues. Enfin, ce langage par le toucher peut utiliser l'oreille et la vue; les mouvements antennaires sont percevables par l'œil des interlocuteurs, et, chez les invertébrés, le squelette étant externe, les chocs sur ses surfaces dures doivent donner naissance à des vibrations, variables dans leur intensité, mais arrivant toujours à l'oreille de l'individu touché. Le langage muet a l'avantage encore de ne pas attirer l'attention de l'ennemi, donc de contribuer à la sécurité des races qui le parlent.

La langue des insectes a été étudiée par P. Huber, sir J. Lubbock, Ebrard, Forel, Dujardin, J.-H. Fabre, etc. Les communications mentales entre les insectes paraissent s'établir au moyen d'attouchements, opérés par les appendices frontaux, ou antennes; de là son nom de langage antennaire. Ce langage muet n'empêche pas, chez quelques espèces, un langage vocal : ainsi les abeilles, placées en sentinelles à l'entrée de la ruche pendant la nuit, pour empêcher les papillons nocturnes d'y pénétrer, appellent à leur aide plusieurs de leurs compagnes quand elles en éprouvent le besoin, en produisant un son particulier, qui a pour résultat de faire accourir une multitude d'ouvrières; quand la jeune reine, encore enfermée dans la cellule où elle est née, a le désir de sortir de sa prison, elle fait entendre un bruit semblable à un petit cri. Les nourrices savent alors qu'il est temps de faire sauter le couvercle de l'alvéole où elle est emprisonnée, ce qu'elles font, à moins que la vieille reine ne se trouve dans le voisinage, cherchant à faire disparaître sa naissante rivale.

Dujardin cite, à propos des abeilles, des faits curieux de communication mentale. Dans certaines circonstances, les abeilles changent brusquement le moyen de reconnaissance dont elles font usage, pour empêcher l'introduction d'ouvrières étrangères dans leur ruche.

Voulant constater la transmission d'idées chez ces insectes, Dujardin eut l'idée de nourrir les abeilles qui lui servaient de sujets d'observation avec du sucre qu'il les habituait à venir prendre auprès de lui. Il alla au fond de son jardin et cacha dans une niche, recouverte par un treillage, une soucoupe contenant un liquide sucré, qui n'exhalait aucune odeur, en sorte que les abeilles ne s'aperçurent pas de la présence de cet aliment; ensuite, approchant de l'une de ses ruches une canne humectée d'un peu de sirop, il y attira une abeille, la porta jusque dans l'intérieur de la niche et la déposa sur le sucre. L'abeille s'en gorgea avidement; aussitôt son repas achevé, elle sortit de ce réduit, le regarda bien attentivement et retourna directement au logis; quelques instants après, les ouvrières sortirent en foule de la ruche en volant, allèrent directement à la cachette où se trouvait le sucre, s'en régalèrent, tandis que les abeilles des autres ruches ne bougèrent pas, faute évidemment d'avertissement préalable.

On pourrait multiplier les faits, mais nous croyons l'existence des langages animaux suffisamment établie, et nous passons à la science proprement dite.

CHAPITRE XII

La science. — L'animal scientifique,
l'homme industriel.

On accuse nos ancêtres humains d'avoir volé,
puis mangé, le fruit de l'arbre de la science ; je
crois bien, entre nous, que c'est une calomnie,
car aucune espèce ne possède moins que la
nôtre la science de la nature ou la science de
l'être et du devenir.

Qu'est-ce que la science ? C'est la connaissance des causes qui produisent les phénomènes
de façon à pouvoir reproduire à volonté ces
phénomènes ; un grand nombre d'insectes, par
exemple, connaissent la cause qui influe sur la
production du sexe chez l'individu et font agir
cette cause, pour modifier le sexe, suivant leurs
besoins sociaux. Des poissons, des oiseaux, des
insectes savent faire varier leur poids spécifique, de façon à s'élever à des hauteurs différentes, dans leur milieu, air ou eau ; un grand
nombre d'animaux ont le pouvoir de suspendre
en eux la vie active, de passer à la vie latente

(hibernation) lorsque les circonstances extérieures défavorables exigeraient pour soutenir
la vie active des efforts et des douleurs.

L'existence n'est justement si mauvaise pour
l'homme que parce qu'il n'est pas arrivé à la
science, c'est-à-dire à la connaissance de la
nature et des phénomènes ; il est condamné à
une lutte éternelle, dans laquelle il est toujours
battu, jamais battant, et c'est à tort qu'il donne
le nom de science aux lois générales absolument
artificielles, qu'il établit d'après l'observation de
phénomènes la plupart du temps étudiés d'une
façon incomplète.

La base de toute science vraie est bien
l'observation ; mais l'observation est difficile,
sinon impossible, à faire complète par des
humains. Nos sens sont imparfaits. Que dire
de notre vue, par exemple, comparée à celle des
oiseaux? Un martinet aperçoit distinctement un
moucheron à 500 mètres de distance ; les
oiseaux de proie embrassent une étendue dix
fois plus grande que celle de l'homme, en surface et en profondeur, etc. Nous sommes
obligés de suppléer à l'insuffisance de nos yeux
par des appareils optiques qui nous permettent
de voir de plus près, de plus loin, et par des
plaques photographiques qui nous dénoncent
des images que nous ne percevons pas directement par la vue ; mais, outre que ces appareils
multiplicateurs de nos sens sont d'origine toute
récente, ils ont le défaut de substituer l'observation indirecte mécanique à l'observation

directe : les causes d'erreur deviennent ainsi plus grandes, la machine peut être défectueuse, en mauvais état ou influencée, sans qu'on le sache, par des variations de milieu, etc.

D'autre part, l'appareil d'enregistrement des images de phénomènes, notre masse nerveuse cérébrale, ne paraît pas fonctionner d'une manière aussi régulière que les systèmes nerveux, disséminés en masses de volume plus modeste, ganglions, cordons longs et gros, etc., de la plupart des animaux. Les images, d'après les philosophes modernes, sont donc fortement influencées chez nous par les fluctuations de l'état cérébral; non seulement la mémoire est mauvaise, mais comme le dit Taine, dans l'*Intelligence*, les images s'usent par la répétition, comme les corps par le frottement.

Inférieurs aux autres animaux sous le rapport de l'observation, nous nous sommes rejetés sur l'expérimentation. L'homme, comme l'affirme le professeur Ribot, invente par l'analogie, c'est-à-dire par la comparaison; il arrive à la compréhensibilité des rapports qui existent entre les phénomènes, rapports imparfaits dont l'homme ne peut trouver la mesure exacte, mais qu'il érige en formules suffisantes pour les besoins de la vie pratique, pour le nécessaire et même pour le superflu.

L'homme n'a donc pas la science, car la science, comme disent les positivistes, c'est savoir et prévoir; ainsi la chenille, par exemple, prévoit sa métamorphose en papillon et prépare en conséquence son étui chrysalidaire ; mais l'homme a l'industrie, et il appelle faussement lois scientifiques les formules qui sont le résumé et la généralisation de ses expériences. C'est un animal ingénieux, muni d'un bon instrument, la main. Il a su se créer une industrie se rapportant aux moyens de défense, à l'habillement, à l'habitation et, comme couronnement de son édifice industriel, il est arrivé à l'art ; mais l'industrie, même poussée à son extrême limite, ne l'a pas fait arriver à la science. Par une sorte de cercle vicieux, à mesure que notre industrie se perfectionne, nos moyens d'observation, les sens, deviennent plus faibles, le tact est de moins en moins parfait, les yeux sont myopes, etc.

L'homme, supérieur à l'animal en fait d'industrie, d'inventions d'origine expérimentale, devient de nouveau inférieur quand il veut appliquer ses procédés industriels, combinaisons de rapports et expérimentation, à ce qui ne tombe pas dans ce domaine, à ce qui n'est et ne peut être que de la science pure, la philosophie et la sociologie, c'est-à-dire la science du bonheur pour l'individu et pour le groupe d'individus. L'homme, en réalité, n'a eu que deux systèmes philosophiques pour la recherche du bonheur individuel, la satisfaction à outrance de toutes les aspirations naturelles ou factices, vider jusqu'à la lie toutes les coupes, ou fuir et condamner la satisfaction des besoins les plus naturels, la recherche des plaisirs les plus innocents, comme dans le cynisme, le stoïcisme, les religions orientales, etc.

En sociologie, les civilisations humaines se succèdent, se superposent sans être même sûres de se dépasser l'une l'autre, parce que la sociologie a pour base l'histoire, c'est-à-dire l'expérimentation, ou raisonnement par l'absurde.

Mais revenons à l'industrie même, nous verrons que la supériorité de l'homme n'est là encore qu'apparente et que toute notre industrie n'a au fond pour but que de nous donner artificiellement, donc imparfaitement, ce que semble naturellement posséder l'animal.

L'industrie humaine a eu pour point de départ les besoins de la vie. L'homme étant nu, sans armes, il était indispensable pour lui de se créer des moyens de protection contre le froid et de défense contre les ennemis extérieurs : nos ancêtres fabriquèrent d'abord, exclusivement sans doute, des vêtements et des armes ; c'étaient deux industries de première nécessité. Voyons la façon dont elles ont évolué. L'homme ne songea pas d'abord, comme on pourrait le croire, à garantir son corps contre les ardeurs du soleil et les rigueurs du froid, mais il employa toute son ingéniosité à inventer les artifices les plus variés, les manœuvres les plus invraisemblables pour être ou paraître beau. Les fards et le tatouage ont été et sont encore en usage dans les races humaines sur toute la surface du globe ; le tatouage, pratiqué par incision ou piqûre, provoquant la souffrance, quoique très répandu, est moins usité que la peinture. Les couleurs les plus variées cachent la teinte naturelle de la peau, des cheveux, des sourcils, des ongles, des dents : ici c'est le bleu, là le rouge, ailleurs le vert qui dominent ; le corps entier est enduit de graisse et saupoudré d'ocre, d'indigo, de roucou, etc. Les déformations et les mutilations viennent encore, sous prétexte de parure, modifier le corps humain ; on s'arrache certaines dents, on introduit dans la cloison du nez, dans les lèvres, dans le lobule des oreilles, les objets les plus étranges, anneaux, plumes, coquilles, morceaux d'ambre, etc. Dans les contrées où l'homme est très vêtu, le tatouage et les fards sont remplacés par des vêtements de couleurs variées, de formes singulières et changeantes ne rappelant en rien la forme naturelle et gênant, la plupart du temps, les mouvements et même les fonctions les plus essentielles, comme la respiration. Pour le visage, les fards et teintures restent en usage ; les derniers vestiges des mutilations ancestrales se retrouvent dans le percement du lobule de l'oreille et dans le port du corset.

Chez aucun animal autre que l'homme, on n'a constaté cette tendance à s'embellir en ayant recours à des modifications dans la forme et la couleur, en se servant d'ornements étrangers. Sans doute, le désir d'être beau existe chez quelques espèces ; chez les oiseaux surtout, à l'époque des amours, les mâles étalent et lissent leur plumage, le pigeon se rengorge, le paon et le dindon font la roue, etc. A des tactiques de même genre se borne l'innocente coquetterie des animaux.

CHAPITRE XIII

**Les moyens de défense chez l'homme
et les animaux.
La légitime défense.**

L'industrie des armes resta, dans l'espèce humaine, longtemps à l'état d'enfance ; la massue, le javelot sont des perfectionnements du bâton ; l'arc, la sarbacane sont déjà plus compliqués, mais forment encore, avec les armes en pierre éclatée ou polie, en métaux divers, un arsenal assez primitif. L'invention de la poudre et des canons a fait entrer l'art de la défense et de l'attaque dans une phase plus active et plus brutale. Ce n'est plus le besoin de protection, la nécessité de tuer pour manger qui font inventer des armes à feu de plus en plus perfectionnées, comme portée et puissance ; c'est surtout contre l'homme lui-même que les moyens de destruction imaginés par l'homme sont employés. Les armes anciennes, toutes primitives qu'elles étaient, suffisaient à la lutte pour le repas ; elles ne rendaient pas possibles ces destructions de races animales, destructions si complètes et si faciles de nos jours, que nous sommes obligés de domestiquer certaines espèces qui sont indispensables, soit à notre nourriture, soit à notre industrie, pour ne pas les voir disparaître.

L'homme, en résumé, a poussé au delà du permis par la morale la plus élémentaire, le perfectionnement des armes; il n'est pas resté dans la limite de la *légitime défense* et de l'attaque seulement en cas de nécessité. L'animal s'est conformé au contraire à la loi morale, il s'en est tenu, pour l'attaque, aux armes loyales données par la nature; aussi n'attaque-t-il jamais que poussé par le besoin; certaines races, absolument végétariennes, n'attaquent même jamais; quant à la défense, elle est devenue chez les animaux une science très compliquée, riche en procédés ingénieux, supposant un savoir profond, une rigueur d'observation remarquable. Les procédés les plus communément employés pour leur défense par les animaux sont : l'enveloppement, l'homochromie, le mimétisme, les sécrétions venimeuses, vénéneuses, colorées, odorantes, électriques, anesthésiantes, le parasitisme, l'autotomie.

Les *enveloppements* s'observent en général chez les animaux à corps mou et chez les larves. L'animal sécrète une grande quantité d'un mucus agglutinatif qui sert à la fixation, sur son enveloppe externe, de débris de nature diverse. Les diffugiens, par exemple, ont la forme d'une urne : cette urne est composée de débris de roche, de bois, de calcaires agglutinés.

L'*homochromie* est la propriété que possèdent un grand nombre d'animaux d'être ou de se mettre en harmonie, comme coloration extérieure, avec leur milieu, de façon à échapper plus aisément à la vue de l'ennemi qui les recherche. L'homochromie peut être permanente ou mobile ; l'homochromie permanente est un moyen de défense naturel. Dans les régions presque toujours couvertes de neige, les animaux deviennent blancs pour ne pas faire tache évidente sur le sol, tels sont l'ours, le renard, le lièvre, etc. ; quelques chauves-souris prennent à peu près la couleur des arbres sur lesquels elles vivent ; la coloration des tigres, des panthères est encore un exemple d'homochromie permanente : ces animaux gitent souvent dans des bois de bambous et la lumière passant entre les troncs droits et élancés de ces arbres produit sur le sol des bandes claires et sombres qu'imite à peu près le pelage de ces fauves.

L'homochromie permanente existe même pour les œufs ; les œufs cachés toujours, soit par la mère incubatrice, soit dans des nids à peu près clos, soit par des couches de terre ou de feuilles, sont ordinairement blancs ; les œufs qui restent à découvert sont au contraire de couleurs variées, tachetés, s'harmonisant enfin plus ou moins complètement avec le fond sur lequel ils reposent.

Mais l'homochromie mobile est surtout intéressante à étudier, parce qu'elle est un phénomène volontaire exigeant de l'animal qui met en œuvre ce moyen de défense des connaissances scientifiques vraiment remarquables, et une grande faculté d'observation. Cette homochromie mobile qui consiste à donner extérieurement au corps une teinte générale, variable, suivant la teinte du milieu dans lequel l'animal se meut, ou le fond sur lequel il repose, de façon à se confondre harmonieusement avec ce milieu ou ce fond, existe dans un grand nombre d'espèces animales, poissons, sauriens, crustacés, etc.

Parmi les poissons faisant usage de l'homochromie, on connaît la vieille, les labres, les turbots. Les caméléons et les grenouilles sont les plus communs des sauriens homochromes; les crevettes et certains crabes comptent parmi les crustacés homochromes. Un crabe, le *Nautilo capsus*, qui vit sur le varech, prend la couleur du fond sur lequel il se pose; quelques autres sont transparents quand ils nagent et au repos s'adaptent à la couleur du corps qui les reçoit. Les chenilles et les chrysalides ont en général une homochromie permanente, la chenille du chou est verte, etc., cependant l'homochromie mobile se retrouve dans certaines espèces. Les papillons peuvent souvent se rendre presque invisibles en fermant leurs ailes, la couleur de la face externe de ces appendices s'harmonisant avec la couleur des feuilles ou des troncs; le papillon vulcain a les ailes rouges seulement quand il vole. L'homochromie mobile est facile à constater chez les sauriens, lézards, varans, caméléons, et chez les batraciens, grenouilles, rainettes, etc. Ces phénomènes ont été étudiés chez ces derniers animaux, principalement par Robin et Richet ; le mécanisme qui commande aux changements de couleur est assez simple : la couche épidermique se compose d'un fond, le *tapis*, agglomération de cellules noires, d'une couche de cellules fixes, colorées, non contractiles, les *chromatophores*, et d'une couche de cellules contractiles, les *iridocystes* ; il est possible de varier les teintes à l'aide de ces trois couches de couleurs différentes par la contraction plus ou moins complète des iridocystes.

Il restait à démontrer que l'homochromie était un phénomène provoqué volontairement, exigeant de l'animal, non seulement un effort musculaire, mais un choix entre plusieurs teintes. Les expériences ont été faites. Le turbot est blanc pendant le jour ; la nuit, il se fait de couleur grise, pour ne pas attirer les regards. Si, dans un bassin contenant un turbot, on fait la nuit artificielle, immédiatement l'animal change de couleur ; aveuglé, le turbot ne change pas de couleur, mais, éborgné seulement, il continue à devenir blanc ou gris, suivant l'heure du jour et le fond sur lequel il repose. Si l'on supprime un œil au caméléon, ne se voyant probablement plus que d'un côté, il ne se modifie plus de ce côté.

Le *mimétisme* est un moyen de défense plus curieux encore que l'homochromie ; il consiste, pour se soustraire aux attaques, à imiter soit des objets inanimés, impropres à la nourriture, feuilles, écorces, épines, soit des animaux vénéneux, soit des animaux venimeux ou bien armés. « Les espèces mimantes dans une même région, dit Wallace, sont plus nombreuses que les espèces mimées. »

Un grand nombre d'insectes imitent les feuilles et ont même des nervures. Le *Lichenus microscopus*, de Madagascar, imite le lichen, un hémiptère imite l'épine, un poisson qui vit dans les mers des sargasses, l'*Antennarius marmoratus*, a les nageoires déjetées pour imiter les plantes dans le voisinage desquelles il vit. Certaines araignées imitent le scorpion en relevant comme lui l'abdomen ; le clytus ressemble à la guêpe ; un diptère imite l'abeille. La couleuvre vipérine imite la vipère ; une inoffensive couleuvre imite le *Clothos atropos*, serpent très dangereux, par sa couleur, ses sauts, ses sifflements, etc.

Les *sécrétions* forment un mode très varié de défense. Les sécrétions vénéneuses se répandant dans tous les tissus et rendant la chair des animaux dangereuse sont très communes chez les poissons et surtout chez les poissons des pays chauds ; c'est un moyen de défense efficace ; l'animal, plus savant encore que nous sous ce rapport, sait très bien distinguer les mets qui sont favorables à sa santé de ceux qui lui sont nuisibles ; les oiseaux, par exemple, ne mangent jamais des insectes vénéneux du groupe si nombreux des cantharides.

Les poissons vénéneux sont communs, avons-nous dit, dans les pays chauds; leur chair, d'une saveur souvent âcre et piquante, cause du délire, de la paralysie, même la mort ; la cuisson prolongée diminue de beaucoup la gravité des accidents. La mélite, par exemple, quoique voisine de l'inoffensive sardine, provoque des accidents très graves; certains poissons, non vénéneux à l'ordinaire, deviennent vénéneux à l'époque du frai, ou le frai au moins est vénéneux, ce qui est un excellent moyen de sauvegarder la race.

Les animaux venimeux sont aussi très nombreux ; l'appareil à venin est diversement disposé : chez les poissons venimeux, le premier rayon de la nageoire dorsale communique avec une glande à venin ; il existe parfois un aiguillon supplémentaire à la nageoire anale comme chez le scorpion, chez les sauriens et les batraciens ; le poison assez abondant est excrété directement au dehors, sans appareil de piqûre ou de morsure : c'est la glande parotide du crapaud qui lance le venin sous forme de bave ; la glande venimeuse est placée à l'anus chez les pleuropathes; les glandes cutanées sont venimeuses chez la salamandre; les poisons des batraciens et des sauriens sont des poisons cardiaques ; le poison du crapaud fait vomir le chien, tue les lézards et la grenouille ; l'éloderma, un saurien encore, tue les oiseaux au moyen de sa bave. Les glandes à venin des insectes, des arachnides, des myriapodes, des ophidiens, glandes communiquant avec des aiguillons ou des crochets, sont des armes naturelles redoutables.

L'ornithorynque mâle est le seul mammifère qui possède une glande à venin.

Les sécrétions odorantes mettent en fuite l'ennemi, en agissant désagréablement sur son odorat. L'olfaction étant très développée chez un grand nombre d'animaux, on conçoit qu'elle puisse être assez douloureusement affectée pour provoquer la fuite. Citons les sécrétions odorantes du putois, du blaireau, de la civette, de la mouffette ; cette dernière met en fuite l'homme lui-même par l'odeur épouvantable et persistante qu'elle dégage à volonté. La blatte et la coccinelle ont une odeur fétide ; les cincindèles dégagent une odeur de rose, parfum désagréable probablement à certains animaux. Les sécrétions mécaniques, chimiques, électriques sont très curieuses ; elles se font toujours volontairement chez l'animal qui a recours à ces moyens de défense, quand il se sent menacé. Le bombardier porte en arrière du corps deux organes symétriques qui jouent le rôle de canons minuscules ; quand ce coléoptère est attaqué, il ouvre brusquement ses organes de défense, on entend une véritable petite explosion, un jet de liquide sort violemment et l'animal disparaît derrière un nuage de fumée ; le liquide lancé est corrosif et l'explosion peut être renouvelée successivement dix à douze fois. La forficule dégage de l'acide phénique ; une espèce de myriapode, de l'acide prussique ; la processionnaire des pins, de l'acide formique; la chenille d'un sphinx, de l'acide butyrique, etc.

Les animaux ont connu la pile électrique bien avant nous : l'anguille, les raies, les torpilles, les gymnotes, les malaturies possèdent des appareils électriques dont les décharges peuvent devenir dangereuses même pour l'homme ; d'autres poissons, tout comme nous, mais bien plus simplement, font, avec de l'électricité, de la lumière. Les sécrétions anesthésiantes sont assez répandues : les araignées, par exemple, endorment leurs victimes avant de les dévorer, en introduisant, par piqûre, dans leurs tissus, un liquide anesthésiant. Est-ce par pitié, pour empêcher la souffrance chez celui qui meurt, est-ce par intérêt pour empêcher des mouvements désordonnés, troublant la saveur et la tranquillité du repas?

L'*autotomie* est une chirurgie merveilleuse ; sans instrument, en utilisant simplement le principe qui fait la base de la mécanique, le principe des leviers, un animal, dont un membre est blessé ou saisi par un ennemi, supprime ce membre de son corps, et l'opération se fait sans grande douleur, puisque l'animal peut immédiatement s'enfuir, et sans effusion sanguine. Dans chaque espèce, la section se fait à un point toujours le même et, pour ainsi dire, anatomiquement choisi. L'orvet se casse en deux, parce qu'il existe au milieu de son corps un point qui n'est pas ossifié, ce qui lui permet de rompre sa vertèbre. Les crabes cassent leurs pattes au second article, où il existe, en même temps qu'un point faible permettant la section, une membrane empêchant l'hémorragie; l'autotomie existe chez les crustacés, un grand nombre de sauriens, chez le lézard par exemple qui se coupe la queue, chez certains insectes, arachnides et échinodermes, etc.

Enfin, un curieux moyen de défense pour l'animal, c'est le parasitisme ou plus exactement la symbiose, union et aide pour la vie; deux animaux, de mœurs, d'espèces, de groupes même absolument différents, s'associent et se rendent, pour prix des avantages qu'ils recueillent de cette association, de véritables services : la blatte, connue par les Chinois sous le nom de buffalo, est regardée comme le parasite de l'insecte à cire, mais c'est de la symbiose et non du parasitisme, puisque sa fonction consiste à mettre les insectes en liberté. La blatte est, en effet, pourvue de fortes pinces qui lui servent à percer l'enveloppe de la galle quand celle-ci tombe sur le sol ; l'enveloppe abandonnée lui reste pour prix de ce bienfait. La symbiose est opérée par les animaux sur l'homme lui-même, sans que celui-ci le sache ou comprenne les services rendus par son ami intéressé. Le ténia inerme, dont nous cherchons à nous débarrasser, serait un de nos meilleurs associés ; pour payer l'hospitalité, le logis et la nourriture que nous lui accordons, il nous garderait avec soin des maladies les plus graves et les plus meurtrières pour l'espèce humaine.

D'après MM. Ramond et Picon, la macération dans 250 grammes de sérum physiologique d'un ténia inerme broyé donne, après filtration, un produit doué d'un pouvoir bactéricide considérable à l'égard des divers microbes intestinaux : staphylocoques tétragènes, *proteus*, *bacterium termo*, streptocoques, bacilles du choléra, de la fièvre typhoïde, etc.; seul, le *bacterium coli* se développe dans ce liquide, mais peu abondamment. Le bacille de Koch ne donne aucune culture appréciable dans un milieu contenant des traces de cet extrait.

Ces expériences expliquent pourquoi les individus porteurs de ténias sont rarement atteints d'infections intestinales (diarrhées vulgaires ou spécifiques, tuberculose) (*Société de biologie*, 4 mars 1899).

Nous reviendrons du reste sur ces cas de symbiose qui sont assez fréquents chez les animaux pour constituer un mode sociologique, le *commensalisme*.

CHAPITRE XIV

Industrie et science chez l'animal.

L'industrie du vêtement n'avait pas sa raison
d'être chez l'animal, en général bien vêtu, résistant mieux que l'homme aux températures
extrêmes, et ayant, pour ressource suprême
contre le froid, l'hibernation. La science du
vêtement ne doit pas être inconnue à l'animal ;
on voit les pelages se modifier comme couleur
et comme épaisseur suivant les saisons et suivant les milieux ; les chats vivant dans les gla-
cières se couvrent d'une fourrure extraordinai-
rement chaude. La mue annuelle, chez un
grand nombre d'espèces, est une manière
simple de renouveler le costume. L'enveloppe
s'adapte même à la taille du possesseur ; une
carapace trop petite tombe pour être remplacée
par une autre de grandeur suffisante. Il est évident que les animaux ne connaissent pas la
mode, cette aspiration jamais réalisée vers le
commode et le beau ; chaque espèce a son uniforme, ce qui n'empêche pas du reste, dans les

groupes, des différences individuelles très marquées, créant la personnalité.

L'industrie de l'habitation, du bâtiment est très développée chez l'animal; l'architecture des nids, des terriers, des maisons sur pilotis, des niches, des villes madréporaires, etc., n'a rien à envier à l'architecture humaine; il est probable qu'elle est plus *scientifique* que la nôtre.

Nous empruntons, à ce propos, à Frédéric Houssay (*Industries des animaux*), les détails de la construction d'un nid de termites. La tour Eiffel, le monument dont s'enorgueillit l'industrie des hommes, ne fait que cent quatre-vingt-sept fois la taille moyenne de l'artisan; elle a 300 mètres; mais, pour atteindre l'audace du termite, son sommet devrait être à 1600 mètres. Le nid, fort élevé, constitue un monticule en forme de coupole. La disposition intérieure est très compliquée, en même temps que très bien adaptée à la vie de ce peuple. L'ensemble comprend quatre étages, recouverts par la paroi extérieure générale. Nous allons les étudier successivement.

Commençons par le dôme. Les parois sont fort épaisses : à la base, elles mesurent de 60 à 80 centimètres. Quelles murailles de basilique pourraient leur être comparées! L'argile, en séchant, est devenue dure comme de la brique, et le tout est très cohérent. Les sentinelles des troupeaux de bœufs sauvages choisissent pour observatoires ces tumulus et s'y tiennent sans les effondrer.

Les parois de cette enceinte extérieure sont
creusées par des galeries de deux sortes : les
unes, horizontales, donnent accès du dehors
dans tous les étages ; les autres montent en spi-
rales dans l'épaisseur du mur et jusqu'au sommet du dôme. Lorsque la colonie est en pleine
activité, que la construction est terminée, ces
petits conduits n'ont plus d'usage. Ils ont servi
pour le passage des maçons chargés de matériaux, quand ils faisaient la coupole ; et ils pourraient encore, à l'occasion, être utilisés, s'il se
produisait quelque brèche.

A la partie inférieure, ces galeries pratiquées
dans le mur sont très larges, et elles s'enfoncent
dans la terre au-dessous du palais, à plus
de 1^m,50. Ces souterrains sont les catacombes
des termites.

Ils ont d'ailleurs les plus grands rapports avec
celles des vieilles et populeuses cités humaines.
Leur origine est pareille ; comme celle-ci, ce
sont d'anciennes carrières. Les insectes les ont
creusées pour extraire l'argile nécessaire pendant les travaux. Plus tard, au moment des
grandes pluies, elles servent d'égouttoirs, où se
déversent les eaux trop abondantes qui risque-
raient d'envahir la demeure. Donc rien ne
manque à ce palais, pas même les égouts.

Tel est le mur extérieur, au-dessous duquel
grouille tout un peuple affairé.

Voyons maintenant ce qui se passe à l'intérieur et dans chaque étage. Entrons d'abord au
rez-de-chaussée.

Au centre se trouve la loge royale. Les murs, extrêmement puissants, sont régulièrement percés de fenêtres pour l'aération, et de portes pour les termites de service. Il est nécessaire de renouveler l'air dans cette cellule, où se tiennent sans cesse plus de deux mille insectes. Les ouvertures sont larges, assez pour le passage des ouvriers; mais la reine ne peut les franchir. Elle est donc prisonnière et aussi claquemurée qu'une déesse dans son temple. La chaîne qui la retient est le prodigieux développement **de son abdomen**. Vierge, elle a pu entrer; fécondée, elle ne peut plus sortir. **Elle** élabore des œufs d'une façon continue, et, d'instant en instant, l'un d'eux vient poindre à l'orifice de l'oviducte. Le roi se tient près d'elle pour lui fournir à l'occasion son concours, ce qui lui a valu le nom, absolument justifié dans la circonstance, de Père du peuple. Autour du couple s'empressent les serviteurs intimes. Ils sont là environ deux mille, ouvriers et soldats, léchant les deux captifs royaux, pour enlever les poussières qui se **fixent** sur leurs poils, et leur apportant de la nourriture. Dès que la reine a pondu, un d'eux se précipite, saisit délicatement l'œuf entre ses mandibules; c'est le bien de l'État; il l'emporte précieusement au deuxième étage, où se trouve située la *nursery*, et que nous verrons tout à l'heure.

Donc le centre du rez-de-chaussée est occupé par l'appartement royal; autour de celui-ci, et communiquant avec lui par de nombreuses portes, se trouvent une quantité de cellules, affectées aux ouvriers de service près de la reine. Ces petites chambres sont desservies par un dédale de couloirs. La loge centrale et ses dépendances constituent au rez-de-chaussée un massif, autour duquel viennent se grouper d'autres pièces. Tout le vide laissé entre cette partie et la muraille générale est rempli par de vastes magasins divisés en beaucoup de compartiments très spacieux. A l'intérieur s'entassent les provisions que les termites vont récolter chaque jour; elles consistent surtout en gommes, en sucs de plantes séchés et broyés, de façon à former une poudre impalpable. L'accès auprès de ces richesses est assuré par de larges corridors qui s'entrecoupent et conduisent au dehors par les galeries traversant horizontalement la paroi, et que nous avons signalées plus haut.

Sur tout ce rez-de-chaussée repose une épaisse couche d'argile, qui forme un plancher très résistant pour le premier étage. Celui-ci est composé d'une seule pièce; elle n'a aucun usage dans le palais, si ce n'est d'isoler et de supporter les appartements du second, pour l'aménagement desquels les plus grands soins sont apportés. Point de cloison dans ce premier étage; seulement, pour soutenir le plafond, des colonnes massives d'argile. Elles ont plus d'un mètre de hauteur. C'est une gigantesque cathédrale, où les architectes lilliputiens ont déployé un art considérable. Par suite de l'existence de cette immense pièce vide, un grand réservoir d'air est ménagé au centre même de la construction; grâce aux galeries de la paroi extérieure, il est suffisamment renouvelé pour la respiration, sans pourtant que sa température suive toutes les oscillations du dehors.

Le second étage repose sur le précédent. C'est ici que sont apportés les œufs, et que les larves suivent leur évolution. Des cloisons d'argile déterminent quelques larges salles; elles sont recoupées en divisions secondaires, et cette fois ce n'est plus la terre qui est employée, comme dans tout le reste de l'édifice, mais des matériaux beaucoup plus fins et surtout beaucoup plus mauvais conducteurs de la chaleur. Il s'agit, en effet, de maintenir, dans ces petites chambres, la température à peu près constante, propice pour le développement des œufs. Les substances mises en œuvre pour réaliser ces conditions sont les suivantes : des parcelles de bois et de la gomme. Les termites les agglutinent et en forment les parois de ces précieuses cellules.

La disposition de l'étage supérieur est encore conçue en vue de protéger la progéniture, avenir de la cité. Il constitue le grenier, situé juste au-dessous de la coupole, et ne renferme absolument rien; il sert uniquement à interposer entre le sommet de l'édifice et l'étage sous-jacent une couche d'air, mauvaise conductrice de la chaleur. La chambre des jeunes se trouve donc ainsi placée entre deux couches de gaz,

précaution qui, jointe au choix des matériaux,
ainsi que nous l'avons dit, la met dans les meil-
leures conditions, pour ne pas passer alternativement de la fraicheur des nuits à la température
étouffante des journées torrides.

« On ne sait trop quelle chose admirer le plus,
dit M. Houssay, de la hardiesse et de l'énormité
du travail entrepris par ces insectes, ou de l'ingénieuse prévoyance qu'ils apportent, pour
assurer aux larves délicates une confortable
jeunesse. Il ne peut faire doute que ces animaux
ne se montrent très supérieurs à l'homme dans
l'art de construire en terre. Colonnes de soutien, coupoles, voûtes, rien n'est trop difficile
ou trop compliqué pour ces patients ouvriers. »

On a dit que l'industrie poussée à une certaine
limite était entrée dans le domaine de l'art, qui
serait l'industrie idéalisée. La théorie nous
paraît contestable : l'art, c'est-à-dire la reproduction plus ou moins parfaite des fleurs, des
animaux, et le goût de l'ornementation paraissent
avoir été contemporains des premiers essais de
l'homme, pour la fabrication des vêtements, des
armes, des habitations. Si l'animal n'a pas le
goût superflu de l'art décoratif, on peut dire au
moins qu'il en fournit les modèles. Ces modèles,
empruntés aux grandes espèces, étant un peu
usés à force d'avoir été reproduits, l'art songe à
s'adresser aux espèces microscopiques. Un professeur naturaliste distingué, M. Hæckel, d'Iéna,
a entrepris la publication d'un ouvrage intitulé
les Formes artistiques dans la nature, ouvrage

accompagné de planches, où l'on voit défiler toute une série d'animalcules intéressants au point de vue ornemental et dont quelques-uns pourraient fournir des modèles véritablement exquis. Le *Challengeria Murravi*, par exemple, est une petite coquille de 1 millimètre et demi de diamètre, d'une pureté de forme à faire rêver tous les potiers présents et à venir. La *Lagena alata* et la *Lagena interrupta*, deux autres coquilles plus petites encore, rappellent en beau les plus jolies bouteilles de Perse. D'autres animalcules fourniraient des motifs de tapisseries, de broderies, de mosaïques ou de dentelles, offrant tout un répertoire de lignes et de dispositions imprévues, dont les artistes pourraient tirer grand parti.

La musique est le plus parfait, le plus intellectuel de nos arts. Les animaux sont-ils musiciens ? Il est indéniable que la plupart des langages, chez l'animal, sont des langues presque purement musicales ; mais, de plus, un grand nombre d'animaux souffrent ou jouissent par la musique humaine. Berlioz parle d'une chienne qui hurlait de plaisir en entendant la tierce majeure, tenue en double corde sur le violon. Ce goût était particulier à cette bête, car sur les petits qu'elle eut, ni la tierce, ni la quinte, ni aucun accord ne produisirent jamais aucune impression ! Le docteur Mead raconte l'histoire d'un chien que l'on fit mourir au milieu de convulsions en prolongeant un air joué sur le violon, constamment dans la même tonalité. Le tigre tombe dans des accès de fureur au son du tambour et du tam-tam. Paganini rappelait à volonté une araignée, au moyen d'un air favori. Grétry, dans ses *Essais sur la musique*, cite des exemples d'araignées mélomanes qui descendaient sur son piano quand il commençait à jouer; les lézards, les oiseaux, les rongeurs aiment la musique; les serpents venimeux tombent, en entendant de la musique, dans une sorte d'extase qui permet de les surprendre. Jacques Bonnet raconte que lord Portland faisait donner à ses chevaux, pour les égayer, un concert par semaine. Les Arabes disent que le chant des bergers engraisse plus les bestiaux que la bonne qualité des pâturages. Les conducteurs de caravanes soulagent leurs chameaux en jouant de certains instruments. Le 10 prairial an IV, une expérience amusante fut faite au sujet des impressions et des préférences musicales des animaux. La *Décade philosophique* donna un concert au Jardin des Plantes; les artistes étaient des musiciens distingués et les auditeurs des éléphants. Ceux-ci par leur allure, tantôt précipitée, tantôt ralentie, semblaient suivre les modifications de la mesure et de la mélodie. Aux accents gais et vifs de l'air *Ça ira* exécuté en *ré* par tout l'orchestre, les deux animaux furent saisis d'une sorte de fièvre; un *adagio* chanté par des voix humaines calma la violence de mouvements des auditeurs.

Les progrès atteints par nos moyens de locomotion nous laissent bien inférieurs à l'animal, qui se déplace plus facilement que nous dans son milieu. Le pigeon, par exemple, peut lutter avantageusement avec toutes les nouvelles locomotives, dites *trains éclairs*; ils font, si le vent n'est pas contraire, 2 kilomètres et plus par minute. La bécasse et le vanneau font 84 à 90 kilomètres à l'heure; le canard sauvage, 72 kilomètres; le héron, 60 kilomètres; l'hirondelle, qui tient le record, franchit par son vol 88 à 160 kilomètres à l'heure, et les oiseaux les moins favorisés font encore 9 lieues par heure. Insectes et poissons atteignent des vitesses encore plus grandes.

La connaissance des lieux, le sens de l'orientation arrivent chez l'animal à un summum auquel nos instruments les plus perfectionnés n'atteignent pas. On a observé chez certains animaux, en particulier chez le chat, des phénomènes d'orientation qu'on ne pouvait attribuer à une mémoire olfactive ou visuelle, à moins de supposer, comme on l'a fait, que le chat et probablement d'autres bêtes ont, de plus que la vision humaine, la vision à travers les corps opaques ; ils percevraient les rayons X.

La météorologie, ou connaissance des phénomènes atmosphériques, science à l'état d'enfance chez nous, est très avancée chez l'animal. Certains oiseaux annoncent par des cris particuliers la tempête, quarante-huit heures à l'avance. Les fous, les cormorans, les goélands, les mouettes sont avertis quarante heures à l'avance des grandes tempêtes de l'Océan; le corbeau et le rossignol annoncent l'approche de l'orage par une sorte de croassement; le pinson, par un son plaintif, tandis qu'il informe par une ritournelle triomphale du retour du beau temps; de même que les oiseaux savent prédire l'orage et les vents, les poissons annoncent par des mouvements inquiets l'approche des tempêtes et montent à la surface des ondes quand il doit tomber de la pluie. On pourrait multiplier les exemples.

La mesure du temps est très exactement faite par l'animal; on peut le constater chez les animaux domestiques. J'ai connu le chien d'un de mes confrères dont le père suivait des cours au Collège de France ou à la Sorbonne et revenait chez lui, chaque jour, à des heures différentes, mais les mêmes pour le même jour de chaque semaine. Le chien attendait à la porte son maître, variant l'heure de son attente, suivant les jours et ne se trompant jamais. Un chien passant l'été à Meudon avec son maître allait attendre chaque soir ce dernier à la gare, lors de son retour de Paris. Si le maître avait manqué le train, le chien quittait la gare et revenait l'attendre au train suivant.

La direction des vents est connue des animaux; les oiseaux règlent sur le vent la direction de leur vol; les poissons nagent toujours de façon à n'avoir pas en queue le vent qui, dans ce dernier cas, relèverait leurs écailles et provoquerait le desséchement.

Les vautours, l'urubu, l'aura opèrent dans certaines villes américaines, dit Toussenel, l'enlèvement des immondices avec une régularité si grande que cette régularité de leurs visites sert aux indigènes à régler le temps.

La communication de la pensée à distance doit être facile pour l'animal : outre que le déplacement est pour eux aisé, les sens, la vue surtout est plus perçante que la nôtre, la voix est en général très éclatante chez les animaux qui parlent. Une grue qui trompette à 2000 ou 3000 mètres de distance, fait remarquer Toussenel, vous tire la tête en haut tout aussi violemment que l'appel d'un ami qui vous souhaite le bonjour d'un cinquième étage. A 1 kilomètre de hauteur, le milan laisse entendre la moindre inflexion de ses miaulements de chat. Je ne veux commenter ici, ni approuver la découverte des escargots sympathiques, mais il me semble naturel que ceux-ci aient possédé avant nous et d'une manière plus simple, plus perfectionnée, la télégraphie sans fil.

Les animaux possèdent la prescience du danger. Les rats désertent les navires qui sont près de couler et abandonnent les maisons qui menacent ruine. Dans les tremblements de terre et avant même que les secousses se produisent, les bœufs, les moutons, les chevaux, pressentant le sinistre, manifestent leur terreur par la plus vive agitation. Dans les crues rapides des fleuves, les bestiaux, et bien avant que l'inondation ait commencé son œuvre dévastatrice, les bestiaux épouvantés se dispersent en poussant des cris de terreur.

« Les chiens, dit un savant vétérinaire, semblent avoir la conscience instinctive du danger qu'ils courent aux approches d'un animal enragé de leur espèce... S'ils sont enfermés dans une cage commune, même les chiens de combat restent sans défense; ils paraissent avoir le pressentiment du terrible danger auquel ils sont exposés. » (Henri Bouley, *la Rage, Revue scientifique*, t. VIII, 1870.)

Les poules, les pigeons, les oiseaux de basse-cour pressentent l'arrivée de l'ennemi naturel et se cachent à l'approche de l'oiseau de proie; les chevaux renâclent, font un écart et se cabrent à la seule odeur des fauves transportés dans les voitures closes. A l'approche du lion, les animaux tremblent, même les plus hardis. « Rien n'est si facile, dit Le Vaillant, que de deviner à la contenance des chiens quelle est l'espèce d'animal féroce qui se trouve dans le voisinage. Si c'est un lion, le chien, sans bouger de place, commence à hurler tristement; il éprouve un malaise et la plus étrange inquiétude;... les autres animaux domestiques ne sont pas moins agités, tous se lèvent; aucun ne reste couché... »

Bien plus, les animaux ont la faculté de juger du moment, prochain ou éloigné encore, où l'être vivant, animal ou végétal, va mourir.

Les espèces de coléoptères dont les larves vivent sous l'écorce des arbres résineux privés

de vie, savent distinguer entre tous les autres
ceux qui sont voués à une mort prochaine.
Lorsque rien encore dans l'aspect extérieur de
ces végétaux ne révèle la fatale échéance, les
insectes y déposent l'espoir de leur progéniture.
Le docteur Paul Ballion, dans l'étude remarquable et profondément attrayante qu'il vient
de faire paraître sur *la Mort chez les animaux*,
s'exprime ainsi à ce propos : « J'ai fait souvent
cette remarque dans nos forêts de pins du
Sud-Ouest. Si l'on voit un de ces conifères, vert
encore, dont l'écorce est percée de petits trous
et piquée çà et là par le bec des pics, laborieux
chercheurs de larves, on peut être assuré que
l'arbre, avant peu de jours, sera entièrement
desséché. »

Nous avons cité cette observation parce
qu'elle est nouvelle, mais les faits de ce genre
abondent, qui prouvent que les animaux possèdent la faculté de discerner les êtres voués à
une fin prochaine, c'est-à-dire de prévoir l'im-
minence de la mort.

La science des animaux se transmet de génération en génération par des procédés que nous
ne connaissons pas, mais en tout cas supérieurs
aux nôtres, car cette science se modifie selon
les circonstances, non suivant les caprices de
supposés savants.

Deux mille ans avant Galilée, Philolaüs ensei-
gnait que la terre tourne autour du soleil; le
système de cet astronome fut réfuté par Aristote.
Il ne nous reste des œuvres de Philolaüs que

justement cette réfutation d'Aristote qui faisait les délices des écoles du moyen âge. Nos savants passent leur existence à défaire ou à refaire les découvertes de leurs prédécesseurs ; il y a longtemps qu'on a dit qu'il n'y a rien de nouveau sous le soleil de la science ; nous semblons marcher en avant et nous ne faisons que perdre ou retrouver des procédés qui paraissent de toute antiquité avoir été la possession de l'homme.

CHAPITRE XV

Religiosité et morale dans les races animales.

On a voulu faire de la religiosité une faculté inhérente à la nature humaine, une caractéristique de l'homme. Cette assertion a été émise par M. de Quatrefages ; elle était d'ailleurs renouvelée du Père de l'Église Lactance, qui a affirmé le premier que l'homme ne diffère de la brute que par la religiosité (*Traité de la colère de Dieu*).

Or un très grand nombre de peuplades, non seulement n'ont aucun sentiment de religiosité, mais n'ont même jamais conçu l'idée d'une autre vie, d'une vie future. En Afrique, en Asie, en Amérique, en Océanie, on trouve — ainsi que l'ont constaté Thompson, Van der Kamp, le missionnaire Moffat, Livingstone, S. Samuel Baker, le docteur Monnat, Dalton, Lichtenstein et tant d'autres encore — nombre de populations auxquelles non seulement l'idée de Dieu n'est jamais venue, mais qui vivent même absolument privées de toute idée religieuse, si rudimentaire qu'elle soit, de tout pressentiment de la vie future, de tout fétiche et de tout culte du mystérieux. Les Betchuanas et tous les peuples de l'Afrique centrale (Livingstone), les Cafres Makololos (révérend G. Broun), les Mpongwés d'Afrique (missionnaire Leichton), les Arafuras de Vorkay, plusieurs tribus australiennes (père Salvado), des indigènes des îles Salomon, des Papouas de la côte Maclay dans la Nouvelle-Guinée (Maclay), des Esquimaux de la baie de Baffin, des tribus californiennes (missionnaire Baegert), les Calédoniens primitifs, les naturels de la Patagonie, les Fuégiens, les Veddas de Ceylan (sir John Emerson Tennent et Bayley), certains Négritos de la presqu'île de Malacca, les Latoukas, les Boschimans, les Lepchas et les Khasios du nord de l'Inde, les Stiengs de l'Indo-Chine, etc., etc., n'ont pas la moindre religiosité ni même pour la plupart, aucune sorte d'idée superstitieuse. Le révérend Farrar a, lui aussi, longuement réfuté l'assertion si fausse d'après laquelle l'idée de l'existence d'une divinité et la croyance à la vie future seraient inhérentes à la nature humaine.

Cette énumération sommaire que nous empruntons à M. Vianna de Lima, peut être complétée par la liste qu'a dressée M. Moritz Wagner, dans trois articles publiés dans l'*Ausburger Allgemeine Zeitung*, des peuplades chez lesquelles tout sentiment religieux fait défaut, et par celle de sir John Lubbock (*Origines de la civilisation*).

La vérité, c'est que la religiosité, prétendue innée, est inculquée à l'enfant par ses parents et ses maîtres; il est évident qu'elle n'est pas constante chez l'homme et l'on ne saurait en faire ni un caractère distinctif ni surtout une marque de supériorité de l'espèce humaine. Si la religiosité est très répandue à la surface de notre planète, c'est que l'homme s'y est trouvé et s'y trouve partout semblable à lui-même, dans ses principaux traits, en présence des mêmes conditions et des mêmes phénomènes naturels, qui ont fait naître en lui, dans tous les temps et sous toutes les latitudes, des idées et des croyances similaires. Loin d'être inhérent à l'homme, le sentiment religieux n'est ni nécessaire, ni universel; il n'est que le résultat de l'éducation et peut s'effacer et disparaître. Il suffit, pour s'en convaincre, de constater l'irréligiosité toujours croissante des nations les plus civilisées et plus particulièrement celle des hommes qui, au sein de ces nations, se sont acquis une place prépondérante par leurs qualités intellectuelles ou morales. (Voir le célèbre mémoire de Broca sur la religiosité, dans le *Bulletin de la Société d'anthropologie*, 1866, 1er sem.)

L'animal, s'est-on empressé d'ajouter, n'a pas de religion; si cela est vrai, ce qui n'est pas certain (1), c'est que les croyances religieuses n'étaient pas nécessaires à l'animal pour le maintenir dans le respect de la justice, et qu'il

(1) **Voir chapitre XVI.**

ne lui est pas indispensable, pour accepter une existence pleine de dégoûts, d'espérer aux compensations de l'au delà. Par malheur du reste, nos religions, qui ne nous ont donné aucune preuve indubitable de la persistance de la vie après la mort, loin de servir de lien entre les hommes, ont été la source de discussions futiles, de guerres, de massacres et d'injustes conquêtes. On trouve d'ailleurs souvent des animaux considérés comme dieux dans des religions adoptées par des peuples très avancés en civilisation : l'éléphant, le chat, l'ibis, le serpent, etc., non seulement ont eu beaucoup d'autels, mais ont été regardés comme des incarnations de la divinité.

Ce n'étaient pas les dieux, mais les oiseaux, dit Aristophane, dans sa comédie des *Oiseaux*, qui étaient autrefois les maîtres et les rois des hommes. L'animal domestique peut acquérir du reste une sorte de sentiment de vénération et s'accommoder à nos cérémonies religieuses, cette partie très accessoire de la religion, quoique nous en ayons fait la principale.

Le bœuf et l'âne étaient autrefois admis dans les églises, je n'ai pas entendu dire qu'ils s'y soient mal tenus. En Bretagne, chevaux et bestiaux ont leur saint patronymique et, tout comme les humains, parés de rubans, font des processions solennelles. Delaborde a vu un perroquet élevé à la dignité de ministre du culte ; il servait d'aumônier sur un vaisseau et récitait chaque soir aux matelots agenouillés la prière, puis le rosaire...

Au surplus, tous ceux qui ne croient pas à l'existence possible d'une morale indépendante d'une morale religieuse, c'est-à-dire ne s'appuyant pas sur la croyance d'une persistance de la vie, du châtiment et de la récompense au delà de l'existence terrestre, seront forcés d'admettre chez les animaux une religion, au moins une science religieuse, servant de base solide à une morale bien plus rigide, bien plus uniforme que nos morales humaines.

L'affectibilité, point de départ de la morale, origine de la solidarité, de l'aide pour la vie, des amours maternel et conjugal, de la reconnaissance, etc., est bien plus développée dans les races animales que dans la nôtre ; les exemples n'en sont que trop nombreux à notre honte. Étant données les dimensions de ce travail, nous en citerons quelques-uns seulement, se rapportant surtout à nos animaux domestiques, parce que ceux-ci sont plus facilement observables et qu'ils présentent ce summum de la moralité, aimer son ennemi, c'est-à-dire l'homme, et lui faire du bien.

La solidarité est poussée chez l'animal, même entre espèces différentes, à un point qui nous étonne. Tout le monde connaît l'histoire de l'hirondelle de l'Institut : cet oiseau, ayant accidentellement un fil à la patte, avait accroché, accidentellement aussi, ce fil à une corniche du toit ; toutes les hirondelles du bassin compris entre le pont des Tuileries et le Pont-Neuf se réunirent au nombre de plusieurs centaines ; après un conseil tumultueux, elles décidèrent, en passant chacune à son tour, de donner un coup de bec au fil, qui céda bientôt sous l'effort.

Une autre hirondelle s'accrocha de même à une saillie du toit de l'institution des dames Quentin, à Orléans ; le même procédé fut employé sans succès par les oiseaux ; la ficelle trop forte résistait ; les petites sauveteuses se mirent à tirer la prisonnière qui par l'aile, qui par le pied, qui par la queue : les plumes venaient, maïs la prisonnière ne venait pas ; alors les oiseaux résolurent de nourrir leur sœur, en attendant qu'une main secourable vînt la délivrer, ce qui eut lieu au bout de quatre jours ; pendant ces quatre jours, l'hirondelle ne manqua ni de moucherons, ni de consolantes caresses, ni de tendres encouragements. Nous connaissons un chat qui fournit volontairement à des oiseaux en cage, commensaux avec lui du même logis, des poils de sa toison, pour faire leur nid. Le *Mémorial de Lille* racontait il y a quelques années qu'un cultivateur possédait un cheval hors d'âge dont les dents étaient usées, au point de ne pouvoir plus mâcher le foin, ni broyer l'avoine ; cet animal était nourri par deux chevaux qui se trouvaient dans la même écurie. Ces deux chevaux prenaient au râtelier du foin, qu'ils mâchaient et jetaient ensuite devant le cheval infirme ; ils faisaient de même pour l'avoine, qu'ils broyaient bien menu et plaçaient ensuite à sa portée.

Dans les immenses pampas de l'Amérique du Sud, les chevaux qui vivent à l'état libre en troupeaux considérables, sont compatissants envers leurs congénères asservis par l'homme. « Si une carriole attelée rencontre sur son chemin une bande libre, c'est un grand dommage pour le propriétaire ; ils accourent, entourent le cheval esclave et le saluent de leurs cris et de leurs gambades, ayant l'air de l'inviter à jeter le harnais aux orties, et à les suivre dans la plaine où croit l'herbe pour tous et sans travail. Naturellement le charretier essaye de conserver sa noble conquête et distribue des coups de fouet sur ceux qui veulent la débaucher. Les chevaux sauvages deviennent alors furieux et se ruent sur la voiture ; ils la brisent à coups de pied, tranchent avec les dents les traits de leur camarade et l'entraînent pour lui faire partager leur libre vie. L'entreprise menée à bien, ils s'éloignent au galop avec des hennissements de triomphe » (Frédéric Houssay, *les Industries des animaux*).

La reconnaissance, si rare chez nous, que l'ingratitude a été glorifiée sous le nom d'indépendance du cœur, est générale chez l'animal, même chez le poisson. On connaît l'anecdote qui fut lue, en 1850, par le docteur Warwick, devant la Société littéraire et philosophique de Liverpool. Le docteur, se promenant sur les bords d'un étang où l'on mettait pendant quelques jours les

poissons destinés à la table, aperçut un beau
brochet qui se reposait sur le rivage et qui, se
voyant observé, se précipita comme un trait
dans l'eau et, dans sa fuite, se fracturant le
crâne contre le crochet d'un poteau, se blessa le
nerf optique ; la douleur fut atroce, l'animal plon-
gea çà et là dans l'étang, enfin il se jeta tout à
fait hors de l'eau. « Je l'examinai, dit le docteur,
et vis qu'une très petite partie du cerveau sortait
de la fracture du crâne. Je replaçai soigneusement le cerveau lésé et avec un cure-dents d'ar-
gent je relevai les parties dentelées du crâne ;
le poisson demeura tranquille pendant l'opération, puis il replongea dans l'étang, paraissant
très soulagé ; mais au bout de quelques minutes,
il se rejeta encore hors de l'eau. J'appelai le
garde ; avec son aide, j'appliquai un bandage sur
la fracture et rejetai la bête à l'eau. Le lendemain matin, dès que je parus, le brochet vint à
moi, tout près de la berge, il posa sa tête sur
mes pieds, j'examinai le crâne et reconnus qu'il
allait bien ; je continuai à me promener le long
de la pièce d'eau, le poisson ne cessa de nager
en suivant mes pas ; dans la suite, il devint si
docile qu'il arrivait dès que je sifflais et mangeait dans ma main ; il était resté pour toutes les
autres personnes ombrageux et farouche. »

Tous les sentiments de famille sont déve-
loppés chez l'animal ; les ménages d'oiseaux
sont des modèles, affirme Toussenel ; l'hirondelle de fenêtre, dit Dupont de Nemours, est
très distinguée parmi les oiseaux par son intelli-

gence et sa moralité. Les idées arrivent à son
cerveau avec une extrême promptitude. Sa ten-
dresse pour ses petits, la reconnaissance de
ceux-ci, l'amour conjugal, filial, paternel, s'é-
panchent sans cesse dans le nid, par une multitude d'expressions affectueuses et douces qui se
confondent. Tous les membres de la famille
éprouvent un sentiment qu'ils ne peuvent contenir et qu'ils manifestent très vivement.

La pitié, dans le sacrifice nécessaire : le
meurtre pour la vie, pitié si absente chez nous,
se trouve chez l'animal. L'oiseau de proie et les
animaux de proie, en général, tuent leur victime
d'un seul coup ; certains insectes l'anesthésient
avant de la dévorer. Humanité de bourreau,
a-t-on dit, mais sentiment essentiel à la moralité
cependant, et que les lois ne suffisent pas à faire
naître chez l'homme.

La morale, dans ce qu'elle a de raffiné, l'orgueil, le sentiment du devoir, de la profession,
même imposée, la loyauté, se retrouvent encore
chez l'animal à l'état ordinaire, tandis que,
sublimée ainsi, elle est exceptionnelle chez
nous : un *sacre* renonce à chasser en public et
se retire dans un désert, parce qu'il a manqué
sa proie devant celle dont il ambitionnait l'es-
time ; un autre se laisse mourir de faim parce
qu'il a été remplacé près de sa maîtresse par un
rival heureux.

Le cheval de troupe acquiert la connaissance de tous les mouvements qui peuvent être
ordonnés, au point non seulement de les com-

prendre, mais même de diriger le cavalier inexpérimenté. Celui-ci est-il emporté par un boulet de canon, le vieux cheval de troupe ne déserte pas les rangs; il continue à suivre son chef de file. Grognier rapporte qu'il a vu, lorsque les colonnes de cavalerie traversaient un champ de bataille de la veille, où plusieurs chevaux avaient été abandonnés, ceux-ci accourir et suivre, autant que leurs forces défaillantes le leur permettaient, les escadrons où ils reconnaissaient d'anciens camarades.

En 1809, les Tyroliens, dans une de leurs insurrections, prirent quinze chevaux bavarois et les montèrent. Mais, dans une rencontre qui eut lieu ensuite, ces chevaux s'échappèrent au grand galop et portèrent leurs cavaliers, en dépit de tous les efforts de ces derniers, dans les rangs des Bavarois, où ils furent faits prisonniers.

Pausanias se vante d'avoir connu un cheval qui se rendait parfaitement compte de son triomphe, quand il avait gagné le prix de la course olympique, et qui, toutes les fois que la chose lui arrivait, se dirigeait fièrement vers la tribune des juges pour réclamer sa couronne.

Deux points essentiels de morale diffèrent cependant chez l'animal et chez l'homme, nous voulons parler de la morale sexuelle et de la morale maternelle. Sans doute, il existe cependant ceci de commun que la fidélité conjugale, base de la famille dans les espèces monogames, est obligatoire, chez les animaux comme chez

nous, en principe, mieux encore en fait, et l'a-
dultère sévèrement puni ; mais d'une façon générale, le problème de la sexualité est autrement
résolu. La famille animale ne comprendrait pas
ce que Dante fait dire à son trisaïeul Caccia-
guide : « En naissant, la fille ne faisait pas encore
peur à son père ; la hâte de la marier et la dot
n'avaient pas dépassé la mesure. »

L'oiseau, dit Toussenel, a trouvé cette formule : « Le bonheur des individus et le rang
des espèces sont en raison directe de l'autorité
féminine et inverse de la masculine. »

C'est ce qu'il appelle la formule du gerfaut.
Nous reviendrons du reste sur la compréhension de la sexualité chez l'animal, en étudiant
la sociologie.

M. de Quatrefages, pour différencier de
l'homme les bêtes, prétend que celles-ci n'ont
pas l'idée abstraite du bien et du mal. Nous
admettons cette distinction, si l'on entend par
idée abstraite une idée ne répondant pas à la
collectivité des faits. Non, aucun animal n'a
une morale sexuelle identique à la nôtre, parce
que celle-ci n'a pour but ni le bien de l'individu,
ni le bien de la race ; c'est pourquoi elle reste
une abstraction irréalisable et irréalisée autrement qu'en apparence ; nous ne parlons pas,
bien entendu, des exceptions. En réalité, cela
est bien qui augmente la somme de bonheur des
êtres vivants, cela est mal qui diminue cette
somme ; donc, lorsqu'on cherche si un acte est
moral et licite, il faut savoir s'il satisfait au prin-

cipe précédent. Il y a des relations fatales, iné-vitables, entre les tendances naturelles d'une race et l'état de la société et de la morale de cette race; la morale et les lois doivent suivre ces tendances, les favoriser, non les contrarier constamment, comme on le fait chez nous par une morale sexuelle qui gêne au moins les aspirations d'une moitié de l'humanité, en donnant une dangereuse licence à l'autre moitié.

De même, l'organisation la meilleure et la plus morale pour la famille, ce n'est pas celle qui convient le mieux à l'homme ou à la femme ou même à l'enfant, c'est celle qui favorise le plus complétement le développement de la race.

C'est en satisfaisant à ce dernier principe que l'amour maternel des animaux s'écarte du nôtre.

Je n'ai pas besoin de dire que le dévouement, que la science maternelle des animaux sont admirables, bien supérieurs, étant données les conditions de lutte continuelle pour la vie, auxquelles la mère animale est soumise, aux qualités identiques chez la mère humaine; mais certains faits semblent en désaccord avec ce dévouement : l'abandon, la destruction volontaire, même, des œufs ou des petits, etc.; c'est que l'amour maternel s'adresse, comme c'est normal, à la race, non à l'individu. Un amour-propre mal entendu, de mauvais auteur, ne porte pas les animaux à garder les œuvres ratées, les petits infirmes impropres à la vie, à la lutte, condition, je ne dirai pas essentielle, mais indispensable à la possibilité du bonheur des êtres créés.

Une mère chienne, quand on emporte ses petits hors de leur gîte, quand on fait semblant d'entourer de feu ce gîte de toutes parts, celui qu'elle rapporte d'abord au logis, dans le premier cas, celui qu'elle sauve avant tous les autres, dans le second cas, ce n'est pas le plus faible, le plus beau, le plus aimable, c'est celui qui vaut le plus au point de vue de la race, qui est le meilleur chien, et les chasseurs qui veulent garder un jeune dans une portée, ont recours à ces stratagèmes, pour forcer la mère à choisir elle-même.

Un éleveur possédant une poule vorace, qui mangeait tous ses œufs, remarqua que les œufs de cette pondeuse étaient pourvus d'une coquille insuffisante comme calcaire, parce que la mère ne trouvait pas assez de chaux dans ses aliments. Il recueillit des coquilles, les fit sécher au four, les concassa et les mêla à la nourriture des poules. Depuis, aucune poule ne dévora plus ses œufs dans sa basse-cour.

Les causes de l'infanticide, souvent moins évidentes, ont toujours comme point de départ la sélection, le défaut de conformation venant soit de la mère, soit des petits. On s'est mis depuis quelque temps à examiner les poules aux rayons X, on a pu alors constater qu'un assez grand nombre de ces animaux, plus de 10 pour 100, avaient le bassin mal conformé ; on a renoncé à faire couver les œufs venant de ces poules.

L'infanticide est toujours logique chez les animaux : une poule, dans une observation citée par Lombroso, s'en va avec la partie saine de sa famille, abandonnant plusieurs poussins maladifs et estropiés. Un hyménoptère, la xylocope violette, avait établi sa nichée dans un roseau accroché au plafond d'un laboratoire ; on la vit dégarnir les six premières cellules, en rejeter les larves, pour recommencer de l'autre côté du roseau une ponte semblable, cette fois respectée et entourée de soins. Des oiseaux brisent leurs œufs et détruisent le nid quand ils s'aperçoivent qu'on y a touché. Il y a des rongeurs, la femelle du rat, par exemple, qui dévorent leurs petits quand le nid a été dérangé ; mais on sait que les changements de position, les attouchements brusques des œufs et des petits peuvent déterminer l'apparition de monstruosités qu'il vaut mieux prévenir par la destruction précoce des monstres futurs.

Le crocodile d'Amérique, d'après Ulloa, procède de cette manière à la sélection : la femelle, en l'espace de deux jours, pond au moins cent œufs dans un trou creusé dans le sable, qui est tassé ensuite avec soin pour les recouvrir. La femelle s'éloigne alors pour revenir quelques jours plus tard, en compagnie du mâle. Ils grattent le sable avec leurs pattes, déterrent les œufs, en brisent la coquille, pour en faire sortir les petits, que la femelle place sur son dos pour les transporter à la rivière. Chemin faisant, le mâle et la femelle dévorent tous les petits qui tombent du dos de la mère, de telle sorte qu'il arrive à l'eau seulement cinq ou six jeunes, les plus vigoureux, qui ne se sont pas laissés choir.

Ces façons d'agir sont en dehors de nos habitudes humaines; elles peuvent être discutables cependant, comme moralité : le fardeau de la vie est déjà démesurément lourd pour de fortes épaules, il écrase douloureusement les faibles et les infirmes, qui contribuent encore par la procréation subséquente à la dégénérescence de la race. Chez bien des peuplades humaines, l'infanticide pour motif de sélection est resté obligatoire. Les Esquimaux d'Amérique et du Kamtchatka, notamment, n'hésitent pas à mettre à mort leurs enfants, pour peu qu'ils soient faibles ou difformes.

A part l'infanticide qui n'est jamais puni chez les bêtes, pour les raisons que nous avons énumérées, la justice s'applique de la même manière que chez nous : le vol, les tentatives de meurtre, l'adultère sont réprimés sévèrement. Goldsmith a vu punir des freux qui avaient pillé des nids pour construire le leur; les compagnons tombent sur le nid du coupable et le détruisent; la mort ne serait qu'un châtiment plus sévère pour le même délit.

Les freux, les corneilles, les corbeaux se rassemblent en un tribunal pour tuer les coupables. Ils se réunissent avec de bruyants croassements, se précipitent sur les victimes et les frappent jusqu'à ce que mort s'ensuive, après quoi ils se dispersent en silence.

Les habitants de Smyrne jouent parfois à la cigogne la cruelle farce de mettre dans le nid de la femelle des œufs de poule; à la vue de ces œufs, le mari entre en fureur, convoque toute la société ciconienne, qui déchire la mère innocente.

La justice animale comporte, comme la nôtre, d'autres peines que la mort. Dans les sociétés de castors est institué un peloton de punition avec un maître pour la surveillance.

L'exil, la proscription sont usités chez les animaux : on observe des castors solitaires, chassés de leur société, et des éléphants proscrits, qu'on nomme éléphants *rogues;* ces derniers animaux peuvent suivre les troupeaux de leurs congénères, boire aux mêmes sources, etc.. mais ils doivent se tenir toujours à une certaine distance de la troupe; s'ils essayent d'y pénétrer, les coups pleuvent sur les pauvres exilés.

CHAPITRE XVI

La médecine et la métaphysique
chez les animaux.

La médecine, ayant pour but d'assurer la conservation de l'individu et de la race, est par là une science tenant à la morale, donc fort en honneur chez les animaux. La médecine et surtout l'hygiène, c'est-à-dire la médecine prophylactique, sont enseignées, non pas dans des écoles, comme chez nous, mais font partie de l'éducation même. La sobriété, base de l'hygiène, est chez l'animal une vertu sociale; elle est si bien une vertu acquise par hérédité qu'elle peut se perdre par l'habitude. Nos animaux domestiques deviennent souvent intempérants et gourmands; le goût des liqueurs fortes peut naître chez les chevaux, les chiens, les oiseaux, etc., races qui fournissent des alcooliques invétérés.

La simplicité dans le régime alimentaire est, on peut le supposer, voulue chez l'animal; il existe des sociétés absolument végétariennes, des espèces granivores et herbivores. Qu'on ne fasse pas intervenir, pour expliquer exclusivement l'existence du végétarisme chez certaines races, la conformation du canal digestif et des dents, l'explication est insuffisante, puisqu'on voit des végétariens de race perdre, par nécessité ou par habitude, le goût du régime herbacé, pour lequel on les croyait nés : les chevaux, dans certains pays pauvres en fourrage, sont nourris presque exclusivement de poisson séché ; j'ai connu personnellement un âne qui, employé d'une boucherie hippophagique, mangeait avec ardeur du saucisson, bien pis, du saucisson d'âne !

Les différents chapitres de l'hygiène : ablutions méthodiques, gymnastique, repos complet à l'abri de la lumière, dans les cas d'indisposition fébrile, etc., sont du reste pratiqués avec rigueur par l'animal, qui a, particulièrement sur la fièvre, des notions exactes que ne savent nous donner ni le thermomètre, ni la palpation du pouls. Je me rappelle, à ce propos, la chienne d'un de mes confrères, dont la mère, paludéenne chronique, avait à tout instant des accès de son mal. La bête, en général très aimante à l'égard de sa maîtresse, sur le lit de laquelle elle couchait, brusquement, sans cause, s'éloignait et se tenait parfois plusieurs jours à distance respectueuse de celle avec laquelle elle vivait d'ordinaire sur le pied de camaraderie intime, n'acceptant aucune nourriture de sa main ; ces bouderies coïncidaient toujours avec des accès de

fièvre, qu'il était facile de constater par le thermomètre immédiatement, ou quelques heures
après l'éloignement du chien qui avait donc, en
même temps que le sens de la fièvre, l'idée de
la contagion.

La diète, le vomitif, la saignée même font
partie intégrante de la médecine animale et
sont passés, sans doute, secondairement dans
la race humaine. « La médecine, dit à ce propos
Pline, dans le livre VIII de son Histoire naturelle, doit une de ses opérations à l'hippopotame. Lorsqu'il se sent surchargé de son em-
bonpoint continuel, il va sur le rivage examiner
les roseaux récemment coupés, il s'appuie
dessus, se perce la veine de la cuisse, et, par le
sang qu'il perd, décharge son corps, qui sans
cela resterait dans un état de malaise ; ensuite,
il bouche la plaie avec du limon. »

La médecine par les simples, par les plantes
n'existe d'une façon véritablement scientifique
que chez l'animal. Que de découvertes lui
devons-nous à ce sujet ! Nous n'en citerons
qu'un seul exemple, l'aphiorize mitréole, ou
mongo, qui passe pour un spécifique contre la
morsure du serpent, est employé par la man-
gouste de l'Inde. Cet animal, ennemi acharné
des serpents, pour se guérir ou se préserver de
la morsure de ceux-ci, se frotte contre la plante
rubiacée, l'aphiorize mongo.

Les animaux sont des chirurgiens brillants ;
nous avons mentionné les merveilleuses opérations désignées sous le nom d'autotomie ; non

seulement l'organe malade, mutilé ou menacé seulement, est supprimé sans effusion sanguine, mais un organe de même fonction, de même composition, de même forme repousse pour faire disparaître toute trace de la suppression primitive ; c'est la nature, dira-t-on, qui opère, et non pas l'animal. Erreur ! La nature inerte, vaste réservoir d'éléments, ne peut que fournir les matériaux des constructions animales, végétales et peut-être minérales, constructions qu'une intelligence seule peut diriger suivant un plan donné. Si le milieu n'est pas favorable, le têtard ne peut se transformer en grenouille et reste têtard ; ne voyons-nous pas du reste un groupe immense d'êtres intelligents, les insectes, modifier ou supprimer le sexe par la seule puissance du régime, et les coralliaires, par le même moyen, adapter les formes aux fonctions sociales des sujets ?

Nous ne pouvons passer sous silence la manière dont certains insectes, le sphex, par exemple, provoquent la paralysie chez leurs victimes, manière qui prouve combien la connaissance du système nerveux est plus avancée chez eux que chez nous.

Le sphex est un insecte hyménoptère, voisin des guêpes ; au lieu de faire comme celles-ci des réserves de miel, le sphex emmagasine pour la larve des provisions animales ; mais, peu soucieux de mettre en réserve pour sa larve des chairs de cadavre, il attaque un grillon, le saisit, le *paralyse* au moyen d'un venin et le traîne à son terrier, où il devient une réserve alimentaire vivante et par conséquent non putrescible.

Fabre a observé avec soin la façon dont le sphex procède à cette savante opération. Une lutte ardente s'engage entre le sphex et sa victime ; le grillon, terrassé et retourné sur le dos, est maintenu dans cette position par le sphex, toujours sur ses gardes ; celui-ci saisit entre ses mandibules un des filaments qui terminent l'abdomen du vaincu, et lui pose ses pattes sur le ventre ; avec les deux postérieures, il lui tient la tête renversée en arrière, de manière à bien tendre le dessous du cou. Le grillon ne peut plus faire aucun mouvement, et, pendant ce temps, l'aiguillon du vainqueur rôde sur sa carapace cornée ; le dard est enfin parvenu entre la tête et le cou, à l'endroit où les pièces dures s'articulent, laissant entre elles un espace sans revêtement. Le défaut de la cuirasse est trouvé. L'abdomen du sphex s'agite convulsivement ; l'aiguillon a traversé la peau, perçant un ganglion, situé juste au-dessous de ce point ; le venin se répand et agit sur les cellules nerveuses, qui ne pourront plus envoyer aux muscles des ordres de contraction. Ce n'est pas tout ; l'aiguillon rôde encore sur le ventre du grillon ; il cherche cette fois le joint entre le cou et le thorax ; il le rencontre, s'enfonce de nouveau avec frénésie ; un second ganglion de la chaîne nerveuse, qui se trouve à ce niveau, est aussi perforé et envenimé. A la suite de ces deux lésions, une paralysie complète envahit la victime, que le sphex traîne à son terrier, dans une cellule spéciale, que le vainqueur lui a construite et réservée; le sphex lui pond un œuf sur le thorax, après l'avoir déposé, ventre en l'air, dans la petite chambre mortuaire. La larve ne tarde point à éclore et pénètre dans le corps de la victime, en élargissant le trou laissé par l'aiguillon. Elle trouve ainsi pour ses premiers repas un aliment qui unit la saveur de la chair vivante à l'immobilité de la mort. C'est on ne peut plus confortable (F. Houssay, *les Industries des animaux*).

Certains oiseaux, les cailles et les perdrix notamment, savent, dans les fractures des pattes, placer des attelles pour permettre la consolidation du membre cassé; ces attelles sont des brindilles de bois, fixées au moyen d'herbes et de ligaments végétaux agglutinés. C'est là un fait bien connu, mais qu'il a été donné à M. H. Wanner, docteur en médecine à Lausanne, d'observer directement. M. Wanner a « pu suivre les péripéties d'un merle qui s'était cassé la patte droite; comme il ne pouvait parvenir à la panser lui-même, à un cri spécial, ses compagnons accoururent et la pansèrent admirablement au moyen d'une ligature ».

On le sent, par quelque côté que la comparaison se fasse entre l'animal et l'homme, c'est toujours l'homme qui reste déchu et sali d'une sorte de péché originel.

S'agit-il des idées philosophiques et métaphysiques, il semble que nous allons l'emporter ; nous aimons tant à discuter, à raisonner ou à déraisonner, et les idées abstraites sont si difficiles à constater chez des êtres différant absolument de nous par la langue et la civilisation ; cependant on peut affirmer que toutes les idées qui forment la base de la philosophie et de la métaphysique : idées de causalité, d'existence et de non-existence, de temps, de lieu, d'espèce, etc., se retrouvent chez les animaux. On a prétendu que l'idée de causalité ne s'élevait pas pour l'animal jusqu'à la conception religieuse ; il paraît évident, en effet, que l'animal est moins porté que l'homme à la superstition, point de départ et signal de dégénérescence de toutes nos religions humaines ; mais il n'est rien moins que prouvé qu'il n'ait pas les sentiments religieux qui forment pour les spiritualistes, sinon la base, du moins la sanction de toute moralité et de toute sociologie.

On reconnaît dans l'éléphant, dit Pline, des qualités qui sont rares même dans l'homme : la probité, la prudence, l'équité et aussi le culte des astres, l'adoration du soleil et de la lune. Des auteurs écrivent qu'à l'apparition de la nouvelle lune, des troupeaux d'éléphants descendent des forêts de la Mauritanie vers un certain fleuve qu'on nomme Amilus, que là ils se purifient par des ablutions solennelles et qu'après avoir ainsi rendu hommage à l'astre naissant, ils regagnent les forêts, portant avec leur trompe ceux de leurs petits qui sont fatigués.

On a dit aussi, sans preuves du reste, que l'animal n'avait pas l'idée de la mort. Ce lui serait une grande supériorité sur l'homme de croire à son immortalité, de ne pas se savoir menacé à toute heure par la mort aveugle, cruelle et surtout fatale. Nous n'admettons pas cependant que la croyance en la cessation inévitable de l'existence de tout être créé lui soit épargnée plus qu'à nous; sa part, rien que par l'ignorance de la nécessité de la mort, serait véritablement trop enviable. Les cadavres dans toutes races sont trop nombreux, trop envahissants, pour qu'il soit possible aux vivants de ne pas voir comme une fatalité la cessation à un moment donné de toute existence. Les morts sont enterrés d'ailleurs dans certaines espèces, comme, par exemple, chez les fourmis qui ont des cimetières tout comme nous. Le suicide, quoique moins fréquent chez les animaux que chez l'homme, est de plus la preuve évidente de la connaissance de la mort.

On trouve encore la preuve de la connaissance de la mort par les animaux dans la manière intelligente dont ils savent la simuler pour échapper à l'ennemi. Citons à ce propos les faits caractéristiques suivants, empruntés à Foveau de Courmelles (*Facultés mentales des animaux*) :

Romanes raconte, d'après son ami le docteur W. Brydon et d'après Thompson, deux exemples de singes simulant à la perfection tous les symptômes de l'agonie et de la mort pour inspirer confiance à des corbeaux (l'un d'eux se voyait dépouillé de sa nourriture par ces oiseaux), sur lesquels ils sautaient brusquement dès qu'ils avaient réussi à les attirer, et qu'ils plumaient ensuite consciencieusement. Il cite, d'après sir E. Tennent et Cripps, le cas d'un éléphant récemment capturé et se laissant tomber loin du *corral* comme mort. On enlève ses liens et l'on abandonne le cadavre. L'éléphant se relève bientôt avec la plus grande vivacité et court vers la jungle en criant à tue-tête. Il cite, d'après G. Bidie, le cas non moins curieux d'un bœuf brahmine, qui, s'étant aventuré dans un pâturage réservé, faisait le mort chaque fois que les gens de la maison venaient le chasser, ce qui, vu son poids, rendait l'expulsion matériellement impossible, pour se relever aussitôt ses persécuteurs partis et se remettre tranquillement à brouter.

Parmi les poissons, l'esturgeon captif demeure immobile dans le filet, tandis que la perche fait la morte et flotte couchée sur le dos.

D'après Wrangell, les oies sauvages de Sibérie, dérangées à l'époque de la mue, et alors incapables de voler, se couchent tout de leur long à terre, en se cachant la tête, de façon à paraître mortes et à tromper le chasseur.

Le râle de terre, l'alouette des champs et d'autres oiseaux se comportent de même. « L'opossum de l'Amérique du Nord, dit Couch, est si célèbre par son habitude de faire le mort

que son nom est passé en proverbe pour exprimer ce genre de tromperie. » Il cite encore des
faits identiques, observés chez des souris, des
écureuils et des belettes.

Pour les loups et les renards, le fait est très
commun. M. Blyth (*London's Mag. nat. hist.*) a vu
un renard, surpris dans un poulailler, s'efforcer
de personnifier une carcasse sans vie, se laisser
tirer au dehors par la queue et jeter sur un tas
d'ordures. « Mais, ceci fait, il se dressa sur ses
pieds et prit ses jambes à son cou, au désap-
pointement profond de sa dupe. Un autre
renard se laisse porter pendant plus d'un mille,
pendu à l'épaule, la tête en bas, jusqu'à ce
qu'enfin il reconquit sa liberté au moyen d'un
coup de dent. » M. Morgan raconte le cas d'un
renard trouvé un matin dans un poulailler et en
apparence mort d'indigestion. Il fut porté au
dehors et abandonné. Aussitôt le renard de
quitter le théâtre de ses dépradations.

Couch cite beaucoup d'exemples analogues,
et il les résume en disant : « Lorsque le renard
est subitement surpris par l'homme, on le voit
souvent feindre l'apparence de la mort et se laisser manier et même maltraiter, sans manifester
sa sensibilité par un seul signe ; ce haut degré
de simulation et de dissimulation a été attribué
à une sagesse consommée qui, lorsqu'elle ne
voit pas d'autre moyen d'échapper, le pousse à
feindre d'être incapable de se défendre ou de
fuir, jusqu'à ce qu'il ait désarmé les soupçons

et, par conséquent, fait cesser les sentiments hostiles. »

D'après Jesse, les serpents, eux aussi, font le mort et demeurent immobiles, tant qu'ils pensent qu'on les observe et qu'ils se croient en danger ; mais, dès qu'ils pensent que tous les ennemis se sont retirés, et que le danger est passé, ils se sauvent avec la plus grande vélocité vers le plus proche trou ou abri. Ce stratatagème est aussi employé par le crabe commun qui, lorsqu'il appréhende un danger, reste immobile, comme s'il était mort, attendant une occasion pour s'enfoncer dans le sable, ne laissant sortir que ses yeux.

Le suicide est rare chez l'animal domestique, abruti par les mauvais traitements, comme il est rare chez l'esclave ; les cas en sont cependant nombreux, surtout chez les chevaux et chez les chiens. Un cheval, injustement maltraité depuis de longs mois, se jeta l'année dernière dans la Seine. Il y a peu de temps, un chien, dont le maître bien-aimé était mort par accident, se lança volontairement sous une locomotive pour se faire écraser ; on le sauva, il alla se noyer.

Le roi Nicodème ayant perdu la vie, son cheval se laissa mourir de faim. Phylarque rapporte qu'un Galate, nommé Censarète, après avoir tué Antiochus dans un combat, se saisit de son cheval, qu'il monta d'un air triomphant ; l'animal indigné se jeta dans un précipice où il périt avec son cavalier. Jason de Lycie ayant été tué, son chien refusa de manger et se laissa mourir de faim; un chien que Duris nomme Hyrcan, ayant vu allumer le bûcher du roi Lysimaque, se précipita dans les flammes; celui du roi Hiéron fit la même chose.

On peut lire, dans le livre d'un savant d'outre-Manche, le docteur Lander Lindsay, livre dont la valeur documentaire est indéniable, le chapitre où il déroule l'interminable liste des faits de suicide rapportés par les auteurs. On y voit défiler toute la série zoologique, et les motifs y sont invoqués : affection maternelle, souffrances, maladies, blessures, dangers de mort, folie, dépit, jalousie, corrections, captivité, vieillesse. Quant aux moyens de destruction, ils varient peu. Le plus souvent, les animaux se noient : chiens et chats, singes, lemmings, canards et poulets. Les poissons, eux, ne pouvant pas se noyer, se cognent la tête contre les navires, ou bien sautent sur le rivage, où l'asphyxie les attend. D'autres bêtes se précipitent dans les flammes; quelques-unes s'empoisonnent; d'autres se laissent mourir d'inanition. Il en est qui s'autotomisent. Le docteur Paul Ballion, qui a traduit l'ouvrage remarquable de Lindsay et en donne d'intéressants extraits dans son étude : *la Mort chez les animaux*, remarque justement que si ces observations devaient être soumises à une critique sévère, pour le cas du chien qui se laisse mourir de faim sur la tombe de son maître, cas si connu et si fréquent, la mort volontaire, le suicide en un mot n'est nullement douteux; la cause en est

exclusivement morale et le caractère inten-
tionnel manifeste. Le docteur Brierre de Bois-
mont, dans une monographie bien connue,
reconnaît que le suicide existe chez les animaux
et lui accorde un caractère réfléchi (*Du suicide
et de la folie suicide*).

CHAPITRE XVII

Sociologie des animaux.
(Le problème de la sexualité résolu.)

Pour terminer cette étude sommaire sur la supériorité des animaux sur l'homme, il nous reste à jeter un coup d'œil sur la sociologie.

Le problème de la sexualité, problème qui semble pour nos sociétés humaines aussi menaçant qu'insoluble, existe à peine dans les espèces animales, où la sexualité est si bien réduite à sa juste expression que, par l'examen un peu attentif des modes de reproduction chez les animaux, la science, dans ces dernières années, il y a moins de dix ans, est arrivée à la conception simple de la nature du sexe.

Tout être vivant se compose de deux parties, le *soma*, c'est-à-dire l'ensemble des éléments somatiques ou corporels, se rapportant à l'individu et destinés à le continuer, et le *gona*, c'est-à-dire les éléments gonadiaux ou sexuels, ayant pour but de perpétuer l'espèce. Les éléments gonadiaux, comme les éléments somatiques, sont

18.

constitués par des cellules, mais les cellules sexuelles diffèrent des cellules corporelles par leur mode particulier de division, la *synèse*, et par certaines propriétés apparentes ; ces cellules sont à fort noyau, facilement colorable et le nombre de chromosomes y est plus grand que dans les cellules somatiques.

Le *gona*, ou partie sexuelle, apparaît dans l'individu organisé très postérieurement au *soma*, ou partie corporelle; le moment d'apparition du gona n'a été fixé encore que dans un très petit nombre d'espèces. Il y a deux ans, un Anglais, Boveril, affirma que chez un poisson cartilagineux, le cimatogaster, le gona apparaît quand l'embryon est formé de trente-deux cellules, et l'on tend aujourd'hui à admettre que l'apparition du gona est de même très précoce chez tous les vertébrés.

Les éléments gonadiaux sont tous semblables quand ils apparaissent, ce sont des éléments indifférents ; plus tard seulement, ils se différencient en cellules migratrices ou mâles, et en cellules stationnaires et nourricières, ou femelles; quand le gona d'un individu est composé d'un seul genre de cellule, soit mâle, soit femelle, c'est que des conditions extérieures sont intervenues pour fixer le sexe ; une haute température pour le milieu, une nutrition abondante pour les géné- rateurs, sont des conditions favorables à l'éclo- sion du sexe féminin.

Toutes les dispositions anatomiques qui concernent le sexe ne sont que les variations

d'un seul et même thème : d'une part, permettre
aux cellules sexuelles de se réunir ; de l'autre,
permettre au produit de cette réunion, produit
appelé improprement œuf, puisqu'il ne répond
pas à l'idée vulgaire attachée à ce dernier mot,
d'être bien protégé et bien nourri, soit extérieurement, soit intérieurement, par rapport à l'être
qui a été le théâtre de la réunion des deux éléments mâle et femelle. Selon la manière de voir
développée par les physiologistes modernes :
Weismann, Strasbürger, Maupas, Herwig, etc.,
la fécondation doit s'expliquer de la façon
suivante : « Il faut que les substances nucléaires
de deux cellules se mêlent, et cette union est le
point de départ d'un nouveau processus de développement et d'un nouveau cycle de division
cellulaire. Il en résulte que, dès le début, l'œuf
fécondé doit posséder les éléments nécessaires
à son développement, et la cellule active, mobile,
doit chercher à se libérer de l'organisme qui lui
a donné asile. De là deux principes, le principe
mâle doué de motricité, le principe femelle qui
donne la nutrition. »

Chez tous les êtres vivants se trouvent, soit
réunis dans un seul individu, soit séparés, le
noyau migrateur ou mâle, le noyau station-
naire ou femelle.

L'infériorité de la sexualité séparée, exigeant,
comme dans l'espèce humaine, le concours de
deux individus, de deux volontés pour la continuation de l'espèce, c'est que la reproduction se
complique de passions individuelles, intérêt,

habitude, jalousie, etc., de perversions ; passions
et perversions inutiles à l'exercice de la génération, nuisibles à l'individu, pour lequel l'amour,
tel qu'il est issu de la sexualité séparée, est un
arrêt pour l'accroissement intellectuel et un
écueil au point de vue de son bonheur et de son
avenir social.

La sexualité séparée complique de même la
sociologie et parfois la rend impossible.

Certaines espèces animales vivent à l'état d'individu isolé et ne se réunissent en union temporaire, troublée par des tragédies sanglantes, que
poussées par un impérieux besoin reproducteur.
Chez des insectes fort intelligents, cependant, les
araignées, le mâle, quand il est plus faible que
la femelle, ce qui arrive dans la plupart des espèces, est condamné à une vie inquiète et voya-
geuse, pour ne pas être mangé par son épouse
qui, avant de le faire périr, a seulement la pitié
de l'anesthésier par injection de son venin.
L'union durable n'est possible dans les ménages
d'araignées que lorsqu'une égalité à peu près
complète règne entre les deux conjoints, soit
parce qu'ils sont de même taille, soit parce qu'il
y a compensation d'une infériorité de taille par
la possession de fortes pinces ou d'un venin
plus intense, et même alors, dans plusieurs
espèces, le mâle se file une demeure spéciale,
un cocon particulier, ce qui prouve une mé-
diocre confiance dans la bonté de sa compagne.
Cette lutte sexuelle se retrouve à l'état aigu
dans l'espèce humaine, où la femme comme

individu est privée, dans la plupart des nations, de droits civils et politiques, même du droit très élémentaire au travail et à la libre circulation ; de plus, comme être sexuel, quand elle exerce d'une façon licite son sexe, c'est-à-dire dans le mariage, elle n'a plus à lutter seulement contre l'individu du sexe contraire, mais contre la société tout entière qui, en vertu de lois, la met en dehors de la nature même, le mari ayant l'administration des biens de la femme, la jouissance de ses revenus et de son gain, le pouvoir de la forcer à le suivre en quelque lieu qu'il lui plaise d'aller, etc.

Dans quelques civilisations animales, le problème a été résolu scientifiquement et radicalement ; on a supprimé le sexe dans la mesure du nécessaire.

Les fourmis et les abeilles, par exemple, confient toutes les fonctions sociales à des neutres, opérés de leur gona, par le moyen très simple d'une nourriture appropriée, donnée aux larves, qu'elles savent aiguiller à volonté par le régime, dans une direction sexuelle donnée. De nombreuses formes intermédiaires entre les ouvrières et les soldats, formes variant suivant les fonctions à remplir, sont obtenues par des différences d'alimentation. Le problème sexuel semblerait donc résolu chez ces races animales, ne laissant subsister de sexués qu'autant qu'il en est d'indispensables à la repopulation, si elles n'avaient à compter avec les accidents malheureux. Il arrive parfois, dans les fourmilières, que les

larves de coléoptères, les lomichuses, qui donnent
aux fourmis adultes un liquide sucré, devenant
trop nombreuses, non contentes de se faire nourrir bouche à bouche par leurs hôtes, dévorent
les larves et les œufs des fourmis ; alors
celles-ci, pour suppléer à la pauvreté en
ouvrières, sont obligées d'aiguiller des larves de
femelles vers la forme ouvrière par une nourriture spéciale, mais cette opération faite trop
tard donne des produits pathologiques, les pseudogynes, qui sont de mauvaises ouvrières,
paresseuses, maladives, déséquilibrées, malheur temporaire pour l'État, il est vrai, ces
pseudogynes n'ayant pas de postérité.

De même, on est obligé de suppléer parfois
tardivement à l'insuffisance de nombre des femelles, par la création de femelles dites erga-
toïdes ; ces femelles de fourmis proviennent de
certaines larves qui ont commencé par être
élevées conformément au régime des ouvrières,
et qui reçoivent ensuite le régime propre aux
reines, mais à un moment où le stade corres-
pondant au développement des ailes est passé.

On voit combien la sexualité séparée crée de
difficultés et de dangers, même dans des races
comme les insectes qui savent à volonté supprimer ou changer le sexe, et qui possèdent aussi
la parthénogénèse limitée, hermaphrodisme
incomplet, c'est-à-dire chez lesquelles les femelles seules peuvent, sans le secours de la
fécondation, procréer non des ouvrières et des
femelles, mais au moins des mâles.

L'hermaphrodisme et la génération asexuée semblent donc être les formes idéales donnant aux êtres qui les possèdent la perfection au point de vue sexuel.

La reproduction s'opère alors sans l'intervention de la volonté, de la passion, du caprice, mécaniquement, selon les besoins véritables de la race et de l'individu, c'est-à-dire parfaitement; pas de surpeuplement ou de dépopulation à craindre dans ce cas.

Ces formes sont du reste bien plus répandues que la sexualité séparée; rare chez les vertébrés, l'hermaphrodisme n'a encore été observé que chez un certain nombre de poissons ; il devient, avec des variations curieuses, très commun chez les invertébrés.

La parthénogénèse, qui semble le premier stade vers l'hermaphrodisme, et l'autogénèse sont fréquentes chez les insectes et les crustacés. Les ophises, beaucoup de lépidoptères, les pucerons, les abeilles, etc., ont la parthénogénèse ; chez les daphnies, crustacés d'eau douce, les femelles sont beaucoup plus nombreuses que les mâles et se reproduisent sans le secours de ceux-ci. On a vu des daphnies, séquestrées dès leur naissance, donner jusqu'à six générations parthénogénésiques.

La reproduction asexuée semble être le mode idéal de génération, qu'on retrouve chez des animaux vivant en colonies, et jouissant d'une organisation sociale ingénieuse, comme les coralliaires.

Dans la reproduction asexuée, le sexe, c'est-
à-dire l'organe reproducteur, n'existe pas, ou,
plus exactement, les cellules gonoïdes, le gona,
ne sont pas exactement limitées à un organe ou
séquestrées dans un seul tissu corporel, mais se
trouvent répandues sur différents points de l'organisme.

La reproduction asexuée comprend des modes
divers d'exercice : la fissiparité, la gemmiparité
ou bourgeonnement, la sporulation et la gemmulation. La fissiparité, par exemple, est la propriété possédée par un générateur de voir
chacun des fragments séparés, fût-ce accidentellement, de sa personne, donner naissance à un
nouvel individu ; ainsi, quand on divise un polype en sept ou huit fragments, chacun de ces
fragments, au bout de deux jours, devient un
polype entier ; même un fragment du bras donne
lieu à cette reproduction, et le bras du générateur reprend toute son intégrité première.

Nous n'entrerons pas ici dans tous les détails
de la génération asexuée, nous ne décrirons pas
les étonnantes merveilles de la génération alter-
nante et de la métagénèse, des individus, issus
d'un œuf, pouvant donner naissance, par fissiparité, bourgeonnement ou gemmulation, à
d'autres individus qui, quoique formés de leur
substance, ne revêtent pas leur forme, et n'a-
doptent pas leurs habitudes et leur genre de
vie ; qu'il nous suffise de nous inscrire en faux
contre la croyance que la reproduction asexuée
est un mode inférieur de génération ; on pourrait

l'affirmer, avec bien plus de raison, de la sexualité séparée, qui n'est au fond que l'impuissance
de l'être à satisfaire seul aux nécessités de la
race. Ce qui le prouve bien, c'est qu'on voit la
sexualité plus ou moins séparée persister au
moins comme mode accessoire de reproduction,
dans des espèces placées dans nos classifications humaines au dernier échelon de l'échelle
animale ; ainsi les éponges se reproduisent bien
par division et gemmules, mais elles possèdent
en même temps la génération par voie sexuelle
au moyen d'œufs et de cellules spermatoïdes.

Il nous reste à étudier, pour terminer ce travail, la sociologie des animaux.

Les formes sociales sont plus variées chez
l'animal que chez nous. Il a appliqué des genres
de société, comme le commensalisme et la colonie, inconnus pour l'homme. De plus, la sociologie semble avoir pour base, chez l'animal, une
solidarité, souvent si étroite, qu'elle nous paraît
abusive, tandis que l'égoïsme est le point de
départ évident des sociétés humaines.

L'égoïsme des peuplades sauvages laisse ses
traces dans leur langue et surtout dans leur numération ; les plus avancées comptent jusqu'à
vingt, d'autres seulement jusqu'à cinq, quelques-
unes ne connaissent que le duel, *l'un, l'autre*.
Quand deux individus s'aperçurent qu'ils avaient
plus d'intérêt à s'accorder qu'à se battre, la
sociologie humaine fut fondée ; elle va de l'individu à la famille, de la famille à la tribu, de la

tribu à la nation ; il lui est impossible d'em-
brasser toute l'humanité dans ses lois morales,
et, dans le groupe social humain le plus restreint, il n'y a que luttes et déchirements conti-
nuels.

L'état social des animaux est bien plus avancé
que le nôtre ; cependant beaucoup de sociétés
animales ont été détruites par l'homme ; certaines
races qui vivaient autrefois à l'état de commu-
nauté, comme les castors, certaines espèces
d'oiseaux, sont réduites aujourd'hui, pour nous
échapper, à vivre à l'état isolé. Il est probable
que bien des brillantes civilisations animales ont
ainsi disparu, détruites par nos mains cruelles,
et les sociologies les plus savantes n'ont persisté dans le règne animal que dans les races
qui échappent à notre rapacité, soit par la petitesse de leur taille, soit par leur habitat.

La vie à l'état isolé, par individu ou par couple,
est relativement assez rare chez l'animal ; cet
état d'isolement est interrompu du reste par des
associations temporaires effectuées dans divers
buts : la chasse, l'émigration, l'hibernation, la
nidification, l'incubation. Des sociétés pour l'incubation en commun existent par exemple chez
les nandous. Les terriers de lapins forment des
villes souterraines ; chaque femelle a son domaine particulier et n'y souffre pas d'étrangers,
mais tous les terriers communiquent entre eux,
de façon à servir à la défense en commun. Les
gros-becs d'Afrique forment des villes de nids ;
certaines de ces villes comprennent jusqu'à six

cents nids ; le fait est habituel chez les oiseaux vivant dans des pays où l'homme est rare ; le passereau d'Afrique, le loxia socia, les tisserains, etc., construisent leurs nids les uns près des autres et recouvrent la totalité de ces nids d'une toiture commune.

Les associations permanentes des insectes sont trop connues pour que nous décrivions ici leur admirable organisation ; nous dirons seulement un mot de deux formes sociales non appliquées chez nous, le commensalisme et les associations phalanstériennes.

Le commensal est l'être qui paye l'hospitalité ou la nourriture qu'il reçoit d'un autre être, par les services qu'il sait lui rendre. Dans le monde des tout petits, s'il est de nombreux parasites, il est beaucoup de commensaux. Le ténia inerme serait, d'après des travaux récents, non un parasite, mais un commensal utile ; un grand nombre de bons microbes vivent en nous à l'état de commensalisme et combattent loyalement les microbes nuisibles.

Les cas de commensalisme sont surtout observés dans le monde de la mer.

Les méduses, qui ne sont la proie d'aucun poisson, grâce à leur chair gélatineuse et à leurs propriétés urticantes, ont des commensaux qu'elles protègent, par leur seul voisinage, des attaques de leurs ennemis. De petits maquereaux adultes se logent souvent dans les tentacules de ces galères, dont les batteries urticantes foudroient les petits animaux et causent à l'homme une douleur très aiguë. D'autres poissons sont commensaux des actinies, au contact redoutable, comme les méduses. Le remora et le pilote sont les commensaux du requin, etc.

Les colonies phalanstériennes : polypiers, madrépores, coralliaires, hydrocoralliaires, alcyonnaires, de quelque nom qu'on les appelle, sont toutes fondées sur le même principe : les individus sont divisés en séries, en castes, dont chacune est chargée de l'exécution exclusive d'une fonction sociale : défense, reproduction, etc. Ce n'est plus le principe déplorable qui régit nos sociétés humaines, l'accession de tous à toutes les fonctions, un individu étant poussé vers une profession par son caprice, son ambition, la volonté de ses parents, etc., sans autre frein qu'un examen de quelques heures, roulant du reste, en général, sur des matières tout autres que celles qui se rapportent à la fonction ; c'est un système de castes déterminées, non pas par la naissance, mais par la conformation et les aptitudes. L'individu sérié dans le polypier ne peut pas faire autre chose que ce qu'il est chargé de faire ; ainsi les polypes reproducteurs de l'état polypier ne sauraient par exemple devenir nourriciers, puisqu'ils n'ont pas de bouche, et sont nourris par communication plus ou moins directe avec l'œsophage des polypes nourriciers, etc.

Diderot l'a dit avec raison, dans ses *Mélanges :* l'homme qui est tout entier à son métier, s'il a du génie, devient un prodige ; s'il n'en a point,

par une application opiniâtre, il s'élève au-
dessus de la médiocrité. Le même principe
s'applique à l'animal et sert de base aux sociologies réellement dignes de ce nom.

Le polypier est un modèle du genre ; il y a des
polypes nourriciers, reproducteurs, respirateurs,
guerriers, destinés à la locomotion générale,
d'autres sécrétant la matière calcaire, servant à
la construction ou à la réparation de la demeure
commune, etc.

L'organisation intérieure, la manière d'être
du polypier peut du reste être multipliée à l'infini.

Il est des polypes mous, il en est de calcaires ou de siliceux ; il en est de fixes, il
en est de mobiles; il en est de très petits ;
il en est d'immenses. Le mode de reproduction
peut varier : le polypier s'accroît par mode
de bourgeonnement, fissiparité, gemmulation;
les reproducteurs être mâles, femelles, her-
maphrodites ; parfois même, les sexes sont
absolument séparés : pour la saliolaire oran-
gée, il y a des colonies mâles et des colonies
femelles distinctes.

Ces cités polypières, quelque vastes qu'elles
soient, sont absolument indépendantes et ne
ressemblent en rien à ces grandes villes humaines
qu'on a nommées, dans ces dernières années,
tentaculaires, parce qu'ainsi que des pieuvres
immenses, elles attirent sans cesse les intel-
ligences, les énergies, les forces de toute la
nation, et les brisent sans bons résultats appré-

ciables pour les individus ou pour la masse ; les polypiers, trop nombreux, se divisent par étranglement, et, si ces cités idéales meurent, comme toute chose, on en retrouve dans certains rochers les ruines respectables ; elles ont vécu et grandi prospères, surtout heureuses.

Le polypier appelé corail a été un des plus étudiés. Lacaze-Duthiers s'y est particulièrement attaché. Il donne aux populations qui l'habitent le nom poétique de zoanthodèmes (populations d'animaux-fleurs). « On ne saurait avoir qu'une faible idée, écrit l'historiographe du corail, des mille et une formes de ces êtres délicats et charmants » ; le polypier lui-même renferme une très grande variété de formes, de couleurs, de dispositions, de rameaux.

La distribution des polypes sur le polypier n'a rien de régulier, pas plus que leur nombre ; chaque branche de corail est une collection d'êtres unis et soudés, nés peu à peu. L'anatomie du corail est compliquée, le bras présente deux couches distinctes, dont l'une est pourvue de fibres musculaires, délicates, mais résistantes.

Rien n'est difficile à étudier comme ces civilisations si différentes des nôtres ; le corail vit peu de temps en captivité, malgré les plus minutieuses précautions ; puis l'étude en est si nouvelle. En 1700, Tournefort écrivait que la nature végétale du corail est évidente ; en 1760, seulement, on commençait à admettre la nature animale des animaux-plantes. Aujourd'hui, nous arrivons à nous apercevoir que ces animaux, considérés si longtemps comme inférieurs, ont réalisé la meilleure des organisations sociales. En effet, un animal est supérieur à un autre quand les organes et les fonctions se multiplient dans son espèce ; la division du travail, qui est la conséquence de cette multiplication dans les fonctions et dans les organes, est une preuve de civilisation avancée. Le travail divisé crée, en effet, le devoir professionnel. Il faut remplir avec conscience le devoir imposé ou accepté : soldat, ouvrier, nourricier, générateur, pour le plus grand bien de la société dont on est membre.

CONCLUSION

Pourquoi l'homme a-t-il nié la supériorité de
l'animal sur lui? Le fait est facile à comprendre;
il est douloureux de sortir de soi-même, de faire
abstraction de sa nature pour juger autrui.
L'homme est placé en dehors, nous dirions plus
volontiers, au-dessous de l'animalité. Il a été
obligé, de par sa conformation même, de se
faire pour vivre une civilisation à part, civilisation de bête à mains, sans ailes, nue, sans armes
naturelles, civilisation étrange à laquelle aucune
race animale ne pourra s'adapter.

La science, c'est-à-dire l'art de comprendre
la nature et d'en pénétrer les lois, nous est
inaccessible par le fait même de notre organisation physique défectueuse; nos sens imparfaits ne nous permettent pas de lever le fameux
voile de la science, voile que toutes nos sociétés
secrètes promettent en vain d'écarter pour leurs
adeptes. L'industrie, c'est-à-dire l'utilisation de
certains phénomènes naturels imparfaitement
connus, a donc pour nous remplacé la science,
bien et mal, bien, car la vie est devenue pour

nous plus facile, mal, car l'industrie nous a servi
à exploiter le monde, à soumettre, à détruire
comme des bandits et des barbares des races
animales qui n'étaient pas préparées à la résistance contre l'homme. L'industrie enfin a créé
des classes industrielles sacrifiées, quoi qu'on
fasse, à des besognes douloureuses, dangereuses et mal rétribuées. Comment l'homme,
dans ces conditions, n'aurait-il pas jugé inférieur
à lui l'animal, qu'il ne connait bien qu'à l'état
domestique, c'est-à-dire obligé, par la force, de
s'adapter à une civilisation qui n'est possible
que pour l'homme, de servir d'instrument à une
industrie qui lui est nuisible, de perdre par
l'excès de travail, le manque de liberté, ses
facultés supérieures.

Et cependant l'animal, en cette infériorisation
même, laisse deviner encore sa supériorité :
dans ce recul, auquel il se résout pour nous
servir, il montre encore sa puissance, il s'adapte
à notre vie, tandis qu'il nous serait impossible
de nous adapter à la sienne; il apprend nos
langues, contracte nos habitudes, nos goûts,
nos vices même.

Pauvres hommes! car c'est par un cri de pitié
pour nous que je me vois obligé de terminer.
Avons-nous été formés, comme on le dit, du
limon de la terre? Avons-nous été chassés d'un
Eden que nous troublions par notre seule présence, chargés de cet arrêt que nous réalisons
dans toute sa rigueur : « Vous vivrez, non pas
seulement de votre travail, mais de la sueur et

du sang de tous les êtres ; n'ayant aucune ressource en vous-mêmes pour satisfaire vos besoins, vous chercherez cependant à les étendre sans cesse ; vous serez les fléaux de la terre et les plus malheureux de tous les êtres » ?

Je commence à croire que les faits se sont réellement passés comme nous le raconte la Bible, et que la Genèse n'est pas une fable.

Paris, rue Cambacérès, 30 juillet 1900.

TABLE DES MATIÈRES

18239. — Lib.-Imp. réunies, 7, rue Saint-Benoît, Paris.
Motteroz, directeur.